Dr. med. Gertrud Grimm

Ganzheitliche Gesundheit – durch Aktivierung der Selbstheilungskräfte

Dr. med. Gertrud Grimm

Ganzheitliche Gesundheit – durch Aktivierung der Selbstheilungskräfte

lehmanns media

Impressum

Bibliografische Information der Deutschen Nationalbibliothek
Die Deutsche Nationalbibliothek verzeichnet diese Publikation in der Deutschen Nationalbibliografie; detaillierte bibliografische Angaben sind im Internet unter `http://www.dnb.de` abrufbar.

Wichtiger Hinweis

Die Vorschläge, was die Dauer der Einnahme der Arzneien betrifft, sind nicht verbindlich, diese können und sollen variiert werden, falls im Heilungsverlauf unerwartet Probleme auftauchen oder der Patient das eine oder andere Präparat nicht verträgt, bzw. die Erstverschlimmerung anders als erwartet verläuft.
Weder Autor noch Verlag haften für irgendwelche Schäden.

Helmholtzstr. 2-9
10587 Berlin

Umschlag: Jasmin Plawicki
Foto Umschlag: Leonardo da Vinci, Public domain, via Wikimedia Commons
Satz & Layout: LaTeX Volker Thurner, Berlin
Druck und Bindung: Totem • Inowrocław • Polen
ISBN 978-3-96543-480-6 www.lehmanns.de

Inhaltsverzeichnis

1 Selbstheilung **11**

2 Vom Symptom zur Krankheit durch Unterdrückung **15**

3 Die Bach-Blüten-Therapie **19**

4 Verschiedene Maßnahmen zur Förderung der Selbstheilungskräfte **33**

Die Waldmedizin – Doktor Wald 33
Die Fußsohlenreflexzonenmassage 36
Schlaf 37
Kneipp'sche Anwendungen – Die Kneipp'sche Wasserkur 41
Neuraltherapie nach Huneke 44
Ausleitung – Purgation 46
Die Eigenbluttherapie 47
Eigenurintherapie 50
Cantharidenbehandlung 51
Blutegeltherapie 53
Schröpfen 57
Baunscheidtismus 57
Hyperthermie 58
Behandlung mit ätherischen Ölen, Wickeln, Tees etc. 60
  Behandlung mit ätherischen Ölen 60
  Ausleitend wirkende Anwendungen 62
    Kneipp-Wickel 62
    Quarkwickel 63
    Kamillenwickel 63
    Eukalyptus-Auflagen 63
    Meerrettich-Auflagen 64
    Kühl-feuchte Wickel 64

Kirschkernkissen 64
Heublumen-Auflagen 65
Kartoffelsäckchen 65
Heilerde 66
Zitronenwickel 67
Senfwickel 67
Kohlwickel 68
Schulter-Nacken-Auflage 68
Kuschelkissen 68
Heilwolle – wohltuende Wärme 69
Ohrkompresse 69
Bauchwickel 69
Bienenwachswickel 70
Venenwickel 70
Pulswickel 70
Bäder – Inhalationen 70
Verschiedene Tees 71
Fasten 71
Milieusanierung bzw. Regulation des Säure-Base-Haushalts 73
Basische (bzw. basenüberschüssige) Lebensmittel . . 74

5 Die chronischen Miasmen **75**
Die Psora 76
Die Sykose – oder das sykotische Miasma 77
Die Syphilis – oder das syphilitische Miasma 80
Das tuberkulinische Miasma – oder die Tuberkulinie bzw. Pseudo-Psora 82

6 Homöpathische Typenmittelsuche **85**

7 Hypnose **87**

8 Die australischen Buschblüten-Essenzen **89**

9 Geistheilung oder geistiges Heilen **93**
Befreiung von destruktiven energetischen Zuständen . . . 93

10 Methoden der Selbstheilung bei verschiedenen Krankheitsbildern **97**
Migräne . . . 97
Trigeminusneuralgie . . . 98
Facialisparese . . . 98
Otitis media . . . 99
Intercostalneuralgie, BWS-Syndrom . . . 100
Epicondylitis . . . 100
Hypotonie . . . 101
Demenz und Morbus Alzheimer . . . 101
Multiple Sklerose . . . 101
Ödeme . . . 102
Urtikaria . . . 102
Schlafstörungen . . . 103
Chronische Schmerzzustände . . . 106
Keuchhusten . . . 108
Sudeck'sche Erkrankung . . . 111
Herpes Zoster . . . 111
Katarakt – Vorbeugung . . . 112
Pseudokrupp . . . 112
Heuschnupfen, akut . . . 113
Weichteilrheuma . . . 113
Klimakterische Hitzewallungen . . . 113
Infektionskrankheiten und Kinderkrankheiten . . . 114
Altersschwerhörigkeit . . . 114
Altersflecken, Runzeln, Altershaut . . . 115
Reaktive Depression, Altersdepression . . . 115
Haarausfall . . . 118
Kinderwunsch-Behandlung der Frau . . . 118
Obstipation . . . 119
Osteoporose . . . 119
Otosklerose . . . 120
Grüner Star . . . 120
Hypoglykämie . . . 120
Arteriosklerose . . . 121
Pruritus senilis – Altersjuckreiz . . . 121
Hypertonie . . . 122
Restless Legs . . . 123

Zeckenbiss . . . 123
Prostatitis, akut . . . 123
Folgen von Schock bzw. Schreck . . . 124
Angststörung . . . 124
Gonarthrose, aktiviert – Kniegelenksentzündung . . . 126
Chronische Polyarthritis . . . 126
Tendonitis . . . 127
Chronische Bronchitis . . . 128
Krebsprophylaxe . . . 128
Arthrose der Gelenke . . . 130
Otosklerose . . . 131
Sinusitis frontalis und Sinusitis maxillaris – chronisch . . . 131
Sinubronchitis . . . 131
Omarthritis . . . 132
Intercostalneuralgie . . . 132
Bursitis . . . 133

11 Anhang **135**
Rezepte . . . 135
Diät nach Dr. Konrad Werthmann . . . 135
Therapieschema für Vitamin-C Pascoe Infusionen . . . 141
Vitamin C zur Immunmodulation: Vorsorge . . . 141
Entsäuerungsbad . . . 142
Wassertreten – Kneippen . . . 142
Der Schenkelguss . . . 142
Kneipp'sches Augenbad . . . 143
Kernseifen-Suppositorium . . . 143
Einläufe . . . 143
Sanum-Therapie . . . 144
Die Horvi Enzym-Therapie – (HET) . . . 145
Die Bachblüten-Therapie . . . 147
Bach-Blüten Rescue Tropfen – Eine kleine Wunderwaffe . . . 147
Liste der Bach-Blüten und ihre Bezifferung . . . 149
Eigenblut-Behandlung . . . 150
Anschriften und Bezugsquellen . . . 151
Quellen . . . 152

Widmung

Für Michaela

Danksagung

Meinen Dank möchte ich aussprechen all jenen Lehrern, die mich zur Naturheilkunde hingeführt haben und mich mit ihrem Wissen und ihrer Weisheit inspirierten diesen Weg weiter zu gehen.

Wichtiger Hinweis:

Alle Ratschläge, Rezepturen und Anwendungen im vorliegenden Buch wurden von mir über Jahrzehnte mit bestem Erfolg erprobt. Dieses Buch richtet sich sowohl an Laien als auch an Therapeuten. Laien sollten ohne Beratung eines erfahrenen Behandlers keine Applikationen vornehmen. Weder Autor noch Verlag haften für irgendwelche Schäden.

Dr. Gertrud Grimm

Werdegang

Dr. med. Gertrud Grimm, Jahrgang 1946, Medizinstudium in Münster / Westf. und Heidelberg. Staatsexamen und Promotion an der medizinischen Fakultät der Universität Heidelberg.

Von 1974 bis 1999 in Kassenarztpraxis, anerkannter Landpraxis, in Biblis tätig; zunächst als Assistentin, seit 1978 selbst niedergelassen, in den ersten Jahren als praktische Ärztin, später als Fachärztin für Allgemeinmedizin.

Während der 25-jährigen Tätigkeit in der Kassenarztpraxis zusätzlich langjährige Ausbildung in naturheilkundlichen Therapien, später ausschließlich in klassischer Homöopathie. Verleihung der Zusatzbezeichnung „Homöopathie" von der Landesärztekammer Karlsruhe 1998.

Von 1999 bis 2009 in eigener homöopathischer Privatpraxis in Bensheim tätig. Anschließend bis März 2021 in Worms.

1 Selbstheilung

Die Selbstheilungskräfte sind für die Gesundung des Menschen verantwortlich. Man kann diese von der Kindheit bis zum Alter schulen.

Man leidet z. B. an einer Grippe mit Fieber, Gliederschmerzen und Kopfschmerzen. Mein Rat lautet: keine Arznei zur Anwendung bringen, 3 Tage Bettruhe und Fasten sind angezeigt. Dann geht es dem Patienten normalerweise wieder viel besser, sodass er langsam seine gewohnte Tätigkeit wieder aufnehmen kann. Bitte senken Sie das Fieber auf keinen Fall, weder mit Aspirin noch mit homöopathischen Komplexmitteln, auch nicht mit Belladonna. Lassen Sie das Fieber zu. Normalerweise springen die Selbstheilungskräfte ein. Sollte dies nicht der Fall sein und es geht dem Patienten zunehmend schlechter, der Husten geht in eine Bronchitis über, die Allgemeinbeschwerden nehmen zu, dann soll der Patient das passende homöopathische Mittel bekommen, denn auch dies macht nichts anderes als die Selbstheilungskräfte anzustoßen, der Heilungsprozess wird angekurbelt. Wasseranwendungen, wie in diesem Fall Wadenwickel, sind hilfreich, sofern die Füße warm sind.

Im ganzen Leben ist die Selbstheilung enorm wichtig, ohne Selbstheilung läuft nichts. Jede Operation, jede akute Erkrankung und erst recht jede chronische Erkrankung benötigt die Selbstheilungskräfte.

Trainieren Sie Ihre Selbstheilungskräfte, d. h. unterdrücken Sie bitte keinerlei Symptome wie einen Hautausschlag, Durchfall, Schwitzen, Fieber usw.

Impfen Sie nicht unnötig. Die Kinderkrankheiten wie Röteln, Mumps, Masern, Scharlach usw. sind akute Krankheiten und das Abwehrsystem wird trainiert. Jede akute Erkrankung, wie die Virus-Grippe und das Pfeiffer'sche Drüsenfieber, sollen homöopathisch geheilt werden, da die Homöopathie nichts anderes macht als die Selbstheilungskräfte anregen.

Auf diese Weise werden die Symptome nicht unterdrückt sondern geheilt und der Patient bekommt Abwehr. Abwehr gegen chronische

Krankheiten wie z. B. Rheuma, Autoimmunerkrankungen, Allergien und nicht zuletzt Krebs. Das Abwehrsystem muss schon von Kindheit an geschult werden, damit es die chronischen, schweren Krankheiten im Erwachsenenalter nicht zulässt.

Wenn das Immunsystem sich nicht mit akuten Krankheiten, ausgelöst von Viren bzw. Bakterien, auseinandersetzen darf, dann kann es später auch nicht in der Lage sein, körperfremde Substanzen von körpereigenen Strukturen zu unterscheiden und es entsteht eine Autoimmunerkrankung, das heißt, das Immunsystem richtet sich gegen seine eigenen Organe und zerstört diese. Die Zahl der Autoimmunerkrankungen steigt jährlich an. Genauso verhält es sich mit den Allergien und dem Krebs. Die Zahlen der chronischen Erkrankungen steigen steil an.

Damit die Selbstheilung gut funktioniert, müssen Sie darauf achten, dass Sie sich gesund ernähren (siehe Kapitel Ernährung). Im Frühjahr und Herbst, wenn sich der Stoffwechsel umstellt, empfiehlt sich eine 1-wöchige Fastenkur (siehe Kapitel Fasten). Außerdem sollten Sie genügend Schlaf haben, ebenso genügend frische Luft.

Sport an der frischen Luft, nicht unbedingt Leistungssport, sondern Ausdauersport wie Wandern, Skilanglauf und Schwimmen in offenen Seen ist empfehlenswert.

Ihr Gebiss sollte saniert sein, tote Zähne bzw. Wurzelfüllungen stören und sollen entfernt werden.

Und nicht zuletzt sollte eine positive Lebenseinstellung bei allen Problemen helfen. Negative Gemütsstimmungen stören und sollten mit einer Bachblüten-Therapie wieder in Ordnung gebracht werden. Bachblüten sind in der Lage, Krankheiten zu verhindern. Bachblüten stärken das Immunsystem, die Selbstheilung kommt zum Einsatz.

Ebenso regt die australische Buschblüten-Behandlung ausschließlich die Selbstheilung an.

Nicht an letzter Stelle soll auf den Wasserdoktor hingewiesen werden, der zuverlässige Hilfe bringt. Ein Mal pro Tag den Körper so kalt wie möglich abwaschen, wenn man warme Füße hat. Ansonsten, z. B. bei viralen Infekten, helfen lauwarme, später dann kalte Abwaschungen.

Das Wasser regt auf 3-fache Art und Weise die Selbstheilung an, einmal wirkt das Element Wasser, die chemische Zusammensetzung, zum anderen die Temperatur, so kalt wie möglich, und ganz wichtig ist der Ort, an dem die Anwendung geschieht, denn die Hautareale stehen mit den inneren Organen in Verbindung. Fast bei jeder Erkrankung kann der Wasserdoktor, sehr häufig auch vorbeugend, helfen – und zwar ausschließlich über Selbstheilung.

Das kalte Wasser setzt einen Reiz und der Körper antwortet. Die Kneipp'schen Wasseranwendungen stellen eine ganz wichtige und zuverlässige Reiztherapie dar.

Die homöopathische Einzelmittelbehandlung, die Kneipp'schen Verfahren, die Bach-Blüten- bzw. die australische Buchblüten-Therapie, das Fasten und nicht zuletzt die Aschner Aus- und Ableitungsverfahren waren für mich die wichtigsten Methoden der Mobilisierung der Selbstheilungskräfte.

2 Vom Symptom zur Krankheit durch Unterdrückung

Hahnemann hat durch jahrzehntelange Forschung festgestellt, dass die Krankheiten in einem inneren Zusammenhang stehen, das heutige Erkrankungen ihre Wurzeln bei den Vorfahren haben, oft in einer anderen Erscheinungsform. Die Vorfahren hatten auch schon das gleiche Miasma, die gleiche krank machende Schwäche, z. B. berichten die Vorfahren über rheumatisches Fieber oder Rheumatismus bei Kindern, und in der jetzigen Genration finden wir Klumpfüße, Fersensporn und Hüftluxationen. Da die Krankheiten in einem inneren Zusammenhang stehen, ist es das Anliegen dieses Buches, begreiflich zu machen, dass äußere Symptome, die wir noch nicht als Krankheit benennen, z. B. Hauteffloreszensen wie Dornwarzen, Hämangiome, Ulcera der Beine und andere Entzündungen der Haut, nicht unterdrückt werden dürfen. Denn all diesen Symptomen liegt eine krank machende Schwäche, das Miasma, zugrunde. Und, wenn wir äußere Symptome schnell mit chemischen Mitteln, unterdrückenden Naturmitteln oder auch falschen homöopathischen Arzneien, die keinen Bezug zum Miasma, zu der bestimmten krank machenden Schwäche haben, zum Verschwinden bringen wollen, dann meldet sich die dahinter tiefliegende miasmatische Schwäche mit ernsten Erkrankungen. Dies ist ein schlechter Tausch! Wir können genau vorhersagen, welche Erkrankung aus der Tiefe an die Oberfläche tritt, wenn wir äußere Symptome unterdrücken, das jeweils vorherrschende Miasma meldet sich, die Psora, die Sykose, die Syphilis oder die Pseudo-Psora.

Jede Ausscheidung, jeder Hautausschlag und jede Hautunreinheit sind Entlastungen des Körpers. Der Körper will sich von Giftstoffen frei machen. Jeder Schnupfen, jeder Durchfall, Schwitzen, Blutungen, egal ob Nasenbluten bei Kindern, Hämorrhoidenblutung, starke Periodenblutugen oder Myomblutungen – alles sind Entlastungsversuche des Körpers und sollen nicht unnötig gestoppt werden. Der Körper entledigt sich seiner Giftstoffe. Er transportiert diese an die Oberfläche, scheidet sie aus und damit wird eine Erkrankung auf der tieferen Ebene verhindert.

Operieren Sie die Hämorrhoiden, weil sie gelegentlich jucken, brennen oder bluten, keinesfalls weg. Lebenslänglich erhöhte Leberwerte sind oftmals die Folge. Und, wenn man ein Ulcus cruris zu schnell schulmedizinisch zum Abheilen bringt, folgt nicht selten nach Monaten ein Schlaganfall oder eine Depression, welch eine Wahl! Operieren Sie die Varizen niemals, auch einen Hallux valgus nicht oder Hammerzehen.

Das zugrunde liegende Miasma meldet sich auf jeden Fall und eine tiefliegende Schwäche tritt an die Oberfläche.

Ich erinnere mich an einen Lehrer, bei dem das psorische Miasma vorherrschend war. Dieser Lehrer hatte während der Schulzeit stets Ekzeme an den Händen, er meinte, er sei auf die damals noch benutzte Kreide allergisch. Die Kreide war nicht schuld am Ausschlag, sondern seine psorische Veranlagung, die Bereitschaft zu Allergien und seine innere Unruhe, die für einen starken Juckreiz sorgte. Der Hautausschlag an der Innenseite der Hände verschwand immer in den Ferien, deshalb gab er der Kreide die Schuld, aber er machte sich stets schon in der letzten Ferienwoche bemerkbar, da gab es noch keine Kreide, sondern innere Spannung, was ihn wohl nach den Ferien wieder erwarte. In den Ferien kam dieser Patient oft mit Fließschnupfen in die Praxis, „er hätte sich einen Zug geholt", meinte er. Auch diesen Schnupfen darf man nicht unterdrücken und schnell stoppen, keine Ausscheidung daf gestoppt werden, sie ist eine Reinigung.

Wenn der Körper genügend Lebenskraft hat, entledigt er sich seiner Gifte durch verschiedene Ausscheidungsformen. Wenn man diese stoppt, wird er auf der tieferen Ebene krank.

Je nachdem, welches Miasma vorherrscht, ob das psorische, das sykotische das syphilitische oder das tuberkulinische, können wir die tiefliegenden Erkrankungen, welche nach Unterdrückung folgen, vorhersagen. Wenn bei einem psorischen Patienten Warzen entfernt werden, dann bekommt er oft Herzrhythumusstörungen, Herzschwäche und Gelenkprobleme, der sykotische Patient Arthrose, Osteoporose und auch Herzprobleme.

Wenn Sie bei einem sykotischen Patienten die Krampfadern operieren lassen, wird dieser aufgrund seiner miasmatischen Schwäche, nämlich der Sykose, nach Monaten bzw. Jahren Herzrythmusstörungen, Koronarsklerose, Polyarthritis oder Asthma bronchiale bekommen. Immer wieder: Welche ein Tausch!

Jetzt zu einem anderen Patienten: Die Tuberkulinie war bei ihm vorherrschend. Er war auch Lehrer, er litt an allergischen Hautausschlägen, die stark juckten, er bekam auswärts Cortison injiziert, Urbason 80 mg, und nach 1 Jahr entwickelte er ein starkes Asthma. Er kam zu mir und ich musste erst den Hautausschlag wieder zum Vorschein bringen und danach verschwand das Asthma. Beim tuberkulinischen Miasma brennt das psorische und syphilitische Feuer.

Ich erinnere mich an eine Bäckersfrau, etwa 70 Jahre alt, sie litt an einem Ulcus cruris, welcher für die Giftausscheidung sorgte. Eines Tages fuhr ihre Tochter mit ihr in die Klinik und nach 14 Tagen war das Ulcus nicht mehr aktiv, es nässte nicht mehr, die Haut war intakt. 6 Monate später meldete die Tochter einen Schlaganfall, der seine Folgen lebenslänglich hinterließ. Die Patientin war mit dem psorischen und sykotischen Miasma infiziert.

Und, wieder dieselbe Bitte: Unterdrücken Sie keine äußeren Symptome, egal welches miasmatische Feuer lodert, die miasmatische Glut wird umso stärker, das Feuer noch wilder. Ein Tausch der Hautsymptome oder Allergien – Heuschnupfen etc. – gegen Asthma oder Krebs wäre keine gute Wahl! Sie können die miasmatische Glut niemals zum Ersticken bringen, Sie können diese aber stark abschwächen.

Ich warne davor, beim syphilitischen Miasma Symptome wie Fisteln oder sonstige pathologische Ausscheidungen zu unterdrücken. Vorsicht bei Schweißdrüsenabszessen, starker Akne und Eiterungen jeder Art, Vorsicht bei Fluor!

Geisteskrankheiten, moralische Demenz und Hirnhautentzündung sind oft die Folge. Ein Aufenthalt in der Nervenheilanstalt folgt oftmals. Das syphilitische Miasma ist destruktiv, zerstörend, ein aggressives Feuer brennt und darf auf keinen Fall geschürt werden.

Beim sykotischen Miasma sind nach Unterdrückungen auch oftmals kriminelle Tendenzen, Wahnvorstellungen, Kleptomanie, Gedächtnisstörungen stärkerer Art, Manie und Suizidneigungen die Folge. Vorsicht bei pathologischen Ausscheidungen, bei Warzen usw. Unsere Nervenheilanstalten sind voll von solchen armen Menschen, bei denen nichtwissende Ärzte das Feuer des Miasmas geschürt haben. Wenn man aber die kriminellen Tendenzen und das aggressive Verhalten der Betroffenen beim syphilitischen und sykotischen Miasma vergleicht, so ist das syphilitische Miasma wesentlich gefährlicher, die Aggressivität richtet sich trotz allem mehr nach außen.

Und eine andere Warnung: Es betrifft das Fieber.

Wenn Ihr Kind Fieber hat, z. B. bei einer Kinderkrankheit wie Masern oder Mumps dann entleeren Sie den Darm mittels Kernseife. Schneiden Sie einige Stücke Kernseife in Form eines Zäpfchens und tauchen Sie dieses in Rescue Salbe, führen Sie 1 Supp. tief rektal ein, nach einigen Minuten findet die Darmentleerung statt. Wiederholen Sie dies noch 1–2x/Tag, die Ausscheidung über den Darm ist äußerst wichtig. Die Kernseife dient der Entgiftung, eine andere Seife kann nicht zur Anwendung kommen. Die Bachblüten in der Rescue Salbe dienen ebenfalls der Heilung.

Sie können, falls überhaupt noch nötig, Wadenwickel anlegen und das homöopathische Typenmittel geben, dieses muss zur miasmatischen Schwäche passen, sonst wirkt dies ebenfalls unterdrückend.

- Fieber ohne Beschwerden, Kind spielt munter:
  Ferrum phosphoricum D6, 3–4x1 Tablette/Tag
- Fieber plötzlich, heftig, Haut trocken, unruhig, Gesicht blass oder hellrot:
  Arconitum napellus D30, einmalig 2 Globuli

Vorsicht mit Belladonna, damit können Sie leicht unterdrücken.

Hautausschläge bei Infektionskrankheiten sollten nie unterdrückt werden, bei Schmerzen, z. B. bei Herpes zoster, Gelsemium D30 bzw. Phytolacca D30 als homöopathisches Schmerzmittel einsetzen.

Bei Blutungen ist die Operation die allerletzte Waffe. Blutungen können auch eine Ausscheidungsform des Körpers zur Entlastung sein, z. B. Nasenbluten bei hohem Blutdruck oder hohem Fieber.

3 Die Bach-Blüten-Therapie

Bach-Blüten sind sowohl zur Vorbeugung als auch zur Behandlung von Krankheiten geeignet. Die Bach-Blüten-Therapie geht auf Dr. Bach zurück, der von 1886 bis 1936 lebte. Es ist eine sehr milde, nebenwirkungsfreie Behandlung. Sie erfasst psychische und körperliche Störungen, welche meist, besonders in den Wechseljahren, zusammen hängen. Dr. Bach erkannte, dass körperliche Symptome ihre Wurzeln stets in psychischen Störungen haben; die körperliche Erkrankung ist nur Folge von seelischen Verletzungen.

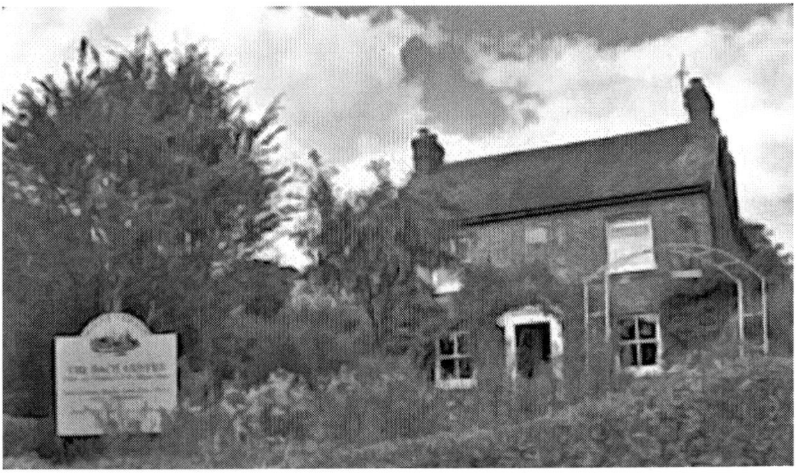

© Wikipedia. Haus von Dr. Edward Bach in Sotwell, England (in der Nähe von Oxford).

Dr. Edward Bach war von Anfang an ein äußerst erfolgreicher Arzt. Er hatte in London eine gutgehende Praxis, seine Forschung galt den Bakterien, den Darmbakterien, wovon er Impfstoffe entwickelte, die bis heute bekannt sind.

Später begegnete der stets suchende, unruhige, unzufriedene Arzt der Homöopathie, und E. Bach arbeitete als homöopathischer Arzt von großem Ansehen in der Weltstadt London. Sein Ruhm reichte über Englands Grenzen hinaus. Der Schulmedizin hatte E. Bach in dieser Zeit schon lange den Rücken gekehrt, da diese nur die Symptome, nicht aber den kranken Menschen behandelt. Und auch die Symptome werden nicht korrekt ursächlich behandelt, sondern unterdrückt und die Krankheit auf eine tiefere Ebene verlagert, wodurch der Mensch, die Person kränker statt gesünder wird.

Aber auch dies war dem unruhigen, suchenden Geist nicht genug. Er suchte nach Arzneien auf Pflanzenbasis, **nebenwirkungsfrei** und **einfach** sollte die neue Methode sein. Die Patienten sollten sich selbst behandeln können, ohne Fachkräfte einzuschalten. E. Bach entdeckte bestimmte negative **Persönlichkeitsmerkmale** bzw. **Gemütssymptome**, die ursächlich für die körperlichen Krankheiten verantwortlich sind.

Diese negativen Seelenzustände galt es mit Pflanzen zu behandeln. Während Bachs Zeit in der homöopathischen Praxis fand er schon die ersten geeigneten Pflanzen: Clematis, Impatiens und Mimulus.

Bald war Dr. E. Bach entschlossen, seine Praxis spontan aufzugeben und in der Natur, in Wales, weitere Pflanzen zu suchen. Wales war die Heimat seiner Ahnen. Dort zog es ihn hin. Er gab seine Praxis auf und wanderte, bis er weitere Pflanzen fand.

Es waren Agrimony, Chicory, Vervain, Centaury, Cerato, Scleranthus, Water Violet, Gentian und Rock Rose.

Die Pflanzen, die Dr. Bach aufgrund seiner hohen Sensibilität fand, wachsen auf steinigen Böden, in Hecken, Auen, irgendwo am Wegrand oder an Flussufern. Es handelt sich oftmals um ein Unkraut, einen unscheinbaren Strauch oder um ein Gras, welches auf trockenen Wiesen und an Feldrändern wächst, meist auf magerem Brachland oder auch in Schutthaufen, denken wir nur an das Eisenkraut oder das Tausendgüldenkraut. Dr. Bach suchte nie etwas Besonderes, die Einfachheit war sein Motto.

Dr. Bach wanderte und wanderte und seine extrem hohe Sensibilität ließ ihn manchmal bei einer Pflanze Halt machen, auf die er mit Gemütssymptomen reagierte. Er brauchte diese Pflanze nur in der Hand zu halten, da reagierte dieser feinfühlige Arzt mit Beschwerden wie Brechreiz, Fieber, Hautausschlägen etc. und vor allem mit negativen Gefühlssymptomen, wogegen diese Pflanze eingesetzt wurde.

Sensitive und Hellseher nehmen Pflanzenschwingungen wahr, die den anderen Menschen verborgen bleiben.

Nachdem Dr. Bach die 12 Heiler entdeckt hatte, wusste er, dass dies nicht alles sein konnte. Seine neue Entdeckung musste erweitert werden. Er suchte nach weiteren Heilpflanzen mit starker Wirkung, wenn die 12 Heiler nicht ausreichten. Er war auf der Suche nach Pflanzen von stattlichem Wuchs und leuchtenden Farben, die für schwerstkranke Menschen die passenden Mittel waren. Seine weiteren Entdeckungen waren die **7 Helfer**: Gorse, Oak, Heather, Rock Water, Olive, Vine, Wild Oat. Und auch diesmal war Dr. Bach nicht am Ende seiner Entdeckung. Er wurde zunehmend feinfühliger.

Er wandte sich den Baumkräften zu. Cherry Plum, Pine, Larch, Willow, Aspen, Hornbeam, Sweet Chestnut, Beech, Crab Apple, Walnut, Chestnut Bud, White Chestnut und Red Chestnut waren die **13 Baumkräfte**, die neuen Heilmittel.

Und die **Krönung** seiner Entdeckung waren nach den Bäumen weitere **5 Pflanzen**: Holly, Honeysuckle, Wild Rose, Star of Bethlehem und Mustard.

Sein Werk umfasst auch eine Zusammenstellung einiger Pflanzen, die in ihrer Gesamtheit ebenfalls einen wichtigen Baustein der Bach-Blüten-Therapie bilden:

Das Notfallmittel – Rescue Remedy Tropfen und Salbe

Dr. Bach wählte für dieses Mittel 5 Blüten aus: Clematis, Rock Rose, Impatiens, Cherry Plum und Star of Bethlehem.

Und nun zu den einzelnen Heilpflanzen. Diese werden in der Reihenfolge besprochen, wie sie Dr. Bach entdeckte.

Die 12 Heiler

1. **Mimulus** – gefleckte Gauklerblume
   ist ein Kraut, welches an steinigen Bachufern wächst, und von April bis Oktober gelbe Blüten trägt. Mimulus wird bei Angstzuständen, wenn man weiß, wovor man Angst hat, eingesetzt. Mimulus steht für „Beherztheit“

2. **Impatiens** – drüsentragendes Springkraut
wächst auf feuchten Auwiesen und in Flusstälern. Dieses Kraut war ursprünglich im Himalaya heimisch. Es steht für „Geduld". Menschen, denen alles zu langsam geht, die nervös sind, manchmal auch gereizt, bekommen von dieser Blüte Hilfe. Impatiens blüht im Sommer und Herbst.

3. **Clematis** – weiße Waldrebe
ist eine Kletterpflanze, welche in Hecken wächst und zarte grünlich-weiße Blüten hervorbringt. Die Clematis steht für „Gegenwartsbewusstsein". Menschen, die gern in den Tag hinein träumen und wenig Realitätsbewusstsein entwickelt haben, brauchen diese Blüte. Auch gegen Ohnmacht hilft die Essenz. Die Menschen bekommen wieder Interesse an der Gegenwart und arbeiten tüchtig in ihrem Beruf.

4. **Agrimony** – Odermenning
steht für „Bereitschaft zur Auseinandersetzung". Die Blüten sind goldgelb und bringen den Menschen Hilfe, die ihren Kummer und Schmerz, ihre Sorgen und ihr Leid hinter einer Fassade von Fröhlichkeit verstecken. Wenn diese Menschen mit Agrimony behandelt werden, sind sie in der Lage über ihren Kummer mit anderen zu sprechen.

5. **Chicory** – Wegwarte
steht für „Uneigennützigkeit", wächst an Feld- und Wegrändern, auf trockenen Böden. Ihre Blüten sind hellblau. Menschen, die Chicory benötigen, helfen stets irgendwelchen Menschen, aber auf eine besitzergreifende Weise, sie wollen dafür Dankbarkeit und Anerkennung. Chicory hilft den Patienten, selbstlos zu handeln.

6. **Vervain** – Eisenkraut
steht für „Begeisterungsfähigkeit", blüht von Ende Juni bis Herbst auf Brachland, felsigen Hängen usw. Die Blüten sind blass lila. Es ist geeignet für Weltverbesserer, die intolerant, aufdringlich immer etwas verbessern wollen. Die Menschen sind dann weiterhin begeisterungsfähig, die Aufdringlichkeit weicht einer verständnisvollen Toleranz.

7. **Centaury** – Tausendgüldenkraut
steht für „Willenskraft“ und wächst auf Wiesen, an Feldrändern, zwischen Gras. Von Juni bis September an sonnigen Tagen blüht dieses Kraut rosafarben. Dieses Kraut mutet sehr bescheiden und sensibel an. Menschen, die dieses Kraut brauchen, sind sehr angepasst, können nicht „nein“ sagen, sind in ihrer Haltung sehr unterwürfig, nachgiebig und tun jedem jeden Gefallen. Das Selbstbewusstsein wird durch dieses Kraut gestärkt, der Patient bekommt Willenskraft.

8. **Scleranthus** – einjähriges Knäuel
steht für „Entscheidungskraft“. Es ist ein Unkraut, welches aus sandigen, armen Böden wächst, auf Äckern, und gar nichts Großartiges oder Anziehendes ausstrahlt. Menschen, die unter Unentschlossenheit leiden, bekommen Hilfe. Das Hin- und Herschwanken nimmt ein Ende.

9. **Water Violet** – Sumpfwasserfeder
steht für „Miteinander-Gefühl“. Tagelang wanderte Bach im Frühjahr, um die 3 noch fehlenden Helfer zu finden. Der höchst sensible Arzt fand Water Violet, die Sumpfwasserfeder. Diese wächst an sumpfigen Ufern und blüht weiß-lila. In diesem Fall kann man von einer edlen, aristokratisch anmutenden Pflanze sprechen. Es handelt sich um eine stolze, feine Pflanze. Sie hilft Menschen, welche unnahbar, stolz, zurückgezogen, eigenbrötlerisch sind. Oft sind sie kontaktschwach und zurückgezogen und fühlen sich anderen überlegen. Water Violet hilft diesen Menschen demütiger zu werden. Körperliche Beschwerden verschwinden, wenn diese Folgen von dem negativen Gemütszustand sind.

10. **Gentian** – Herbstenzian
steht für „Gottvertrauen“ und blüht violett im September. Er wächst auf kalkigen Wiesen. Er hilft den Menschen, mutiger zu werden, die Zweifel auszuräumen und mit den Schicksalsschlägen besser umgehen zu können. Gottvertrauen ist das Stichwort. Es ist das Mittel für leichte, sogenannte reaktive Depressionen.

11. **Rock Rose** – gelbes Sonnenröschen
steht für „Heldenmut" und fällt oft auf durch die schönen gelben Blüten. Menschen, die vor lauter Angst panikartig reagieren, die das Gefühl haben, durchzudrehen, brauchen diese Arznei. Man wird ruhiger und gelassener.

12. **Cerato** – Bleiwurz
Sie hören nicht auf sich selbst, sondern lassen sich leicht durch andere beeinflussen.

Die 7 Helfer

Nachdem Bach die 12 Heiler gefunden hatte, war ihm das bei weitem nicht genug. Er wusste, dass es schwerstkranke Menschen gab, die noch weitere Mittel benötigten. Er suchte nach Pflanzen von stattlichem Wuchs und leuchtenden Farben. Er entdeckte die **7 Helfer:** Gorse, Oak, Heather, Rock Water, Olive, Vine und Wild Oat.

Nun zu den einzelnen Pflanzen der 7 Helfer. Genau genommen handelt es sich um 6 Pflanzen und ein Heilmittel aus einer Quelle, um ein heilendes Wasser, Rock Water. Beginnen wir mit Gorse.

1. **Gorse** – Stechginster
steht für „Hoffnung". Die goldgelben Blüten fallen sofort ins Auge. Die Blüte gibt den Menschen, die jede Hoffnung verloren haben, sei es in Krankheit oder sonst im Leben, wieder Lebensfreude und Hoffnung.

2. **Oak** – Eiche
steht für „Ausdauer". Die Blüten sind streng und nüchtern, die Oak-Blütenessenz hilft Menschen, die nie aufgeben und das letzte von sich fordern. Diese Menschen werden dann wieder gelassener und nehmen nicht mehr alles so schwer.

3. **Heather** – Schottisches Heidekraut
steht für „Einfühlungsvermögen". Es handelt sich um einen Strauch mit purpurfarbenen Blüten. Es hilft Menschen, die immer im Mittelpunkt stehen wollen, die stets beliebt sein wollen, sicherer zu werden und auch mal allein sein zu können.

4. **Olive** – Ölbaum
steht für „Lebenskraft". Menschen, die sich total verausgabt haben, total erschöpft sind, bekommen Hilfe, erholen sich und werden wieder leistungsfähig.

5. **Rock Water** – Wasser aus heilkräftigen Quellen
steht für „Anpassungsfähigkeit". Bach fand eine vergessene Quelle als Heilwasser. Und zwar ist Quellwasser für Menschen, die erstarrt sind in ihren Prinzipien, die sich nichts gönnen und nur von Disziplin und Selbstkasteiung sprechen und so auch leben. Dieses Wasser hilft den Menschen lockerer und freudvoller zu werden. Sie haben am Leben wieder Freude.

6. **Vine** – Weinrebe
steht für „Autorität". Vine hilft den Menschen, die alles besser wissen und anderen ihren Willen aufzwingen. Sie herrschen über andere. Vine hilft, toleranter zu werden und auf andere Rücksicht zu nehmen.

7. **Wild Oat** – Waldtrespe
Es ist ein Gras und steht für „Zielbewusstsein". Es hilft Menschen, die nicht wissen, welchen Beruf sie einschlagen sollen, was sie tun sollen, welchen Weg sie gehen sollen. Wild Oat hilft den Menschen, sich entscheiden zu können und wieder einen Sinn im Leben zu finden.

Dr. Edward Bach behandelte viele Patienten mit den bisher gefundenen Heilmitteln. Der Andrang im Dörfchen Sotwell wurde sehr, sehr groß. Drei Assistenten mussten angestellt werden und Bach wurde immer feinfühliger. Er spürte Stunden bevor die Patienten kamen deren Beschwerden am eigenen Leib, sowohl die negativen Seelenzustände als auch die daraus folgenden körperlichen Symptome. Wenn der Arzt die entsprechenden Heilmittel gefunden hatte, verschwanden die Beschwerden sowohl bei ihm als auch bei den Patienten. Und dieser nie ruhende Geist suchte weiter nach Heilmitteln. Er stieß auf die **13 Baumkräfte**:

1. **Cherry Plum** – Kirschpflaume
steht für „Gelassenheit". Dieser Baum blüht im beginnenden

Frühjahr weiß und hilft jenen Menschen, die vor dem Durchdrehen sind und meinen, die Kontrolle zu verlieren, zu mehr Gelassenheit. Sie werden ruhiger und leiden nicht mehr unter den Gefühlen wie Anspannung, Hysterie und dem Gefühl des Durchdrehens.

2. **Elm** – Ulme
steht für „Verantwortung". Die Blüte dieses Baumes hilft Menschen, die vorübergehend überfordert sind und meinen, es nicht mehr zu schaffen. Die Menschen drohen zusammenzubrechen. Wenn diese pflanzliche Arznei eingesetzt wird, sind die Menschen wieder leistungsfähig.

3. **Pine** – Schottische Kiefer
steht für „Selbstvergebung". Diese Pflanze hilft Menschen, die stets die Schuld bei sich suchen, die sich selbst verurteilen. Sie werden wieder entspannter, freier und machen sich keine Vorwürfe mehr.

4. **Willow** – gelbe Weide
steht für „Schicksalsannahme". Diese heilende Arznei hilft Menschen, die beleidigt sind und sich vom Schicksal ungerecht behandelt fühlen. Sie sind verbittert. Mit Hilfe von Willow nehmen die Menschen ihr Schicksal demütig an und beschweren sich nicht ständig.

5. **Aspen** – Espe
steht für „bewusste Sensibilität". Menschen, die von unbestimmten, vagen Ängsten geplagt sind. Sie fürchten sich einfach, dass ihnen etwas Böses zustoßen könnte, sie haben keinerlei Grund dafür. Die untergründige Angst verschwindet, die Menschen haben wieder Vertrauen in ihr Schicksal.

6. **Hornbeam** – Weißbuche
steht für „Antriebskraft". Montagmorgenstimmung, Morgentief, dies sind die Inhalte der Blüte der Weißbuche. Menschen, die gestresst sind, die meinen, es nicht mehr zu schaffen, brauchen die heilende Hornbeam-Arznei. Sie bekommen durch Hornbeam wieder Kraft und werden leistungsfähig.

7. **Sweet Chestnut** – Esskastanie
steht für „Erlösung". Völlige Verzweiflung ist das Motto von Sweet Chestnut. Menschen, die außer sich sind und völlig verzweifelt bekommen durch Sweet Chestnut Hilfe. Sie werden zuversichtlicher und ruhiger.

8. **Beech** – Rotbuche
steht für „Toleranz". Kritiksucht, Nörgelei, Arroganz sind die Themen von Beech. Intoleranz ist groß geschrieben. Solche Menschen brauchen die heilende Arznei von Beech. Dadurch werden sie tolerant und verständnisvoll ihrer Umwelt gegenüber.

9. **Crab Apple** – Holzapfel
steht für „Reinheit und Ordnung". Unsauberkeit, Unordnung, Vergiftung usw. sind die Themen dieser heilenden Arznei. Die übertriebene Abneigung gegen Unordnung, Schmutz und Unreinheit schwindet, die Menschen ekeln sich nicht mehr so sehr, sie bekommen ein normales Verhältnis zu Unreinheit und Unordnung.

10. **Walnut** – Walnuss
steht für „Neubeginn". Menschen, die sich sehr beeinflussen lassen, besonders in Umbruchphasen, vor einem Umzug, Schulwechsel, Berufswechsel, Pubertät, Klimakterium usw. brauchen Walnut, um innere Stabilität zu bekommen. Negative Einflüsse haben dann keinen Platz mehr. Die Menschen sind stabiler.

11. **Chestnut Bud** – Knospe der Rosskastanie
steht für „Lernfähigkeit". Menschen, die immer wieder die gleichen Fehler machen, und nichts aus ihren Fehlern lernen, brauchen Chestnut Bud, um endlich mal Fortschritte zu machen.

12. **White Chestnut** – weiße Rosskastanie
steht für „Gedankenstille". Menschen, die nicht abschalten können, brauchen White Chestnut um Abstand zu bekommen. Sie können dann wieder besser denken und ihre Entscheidungen ruhiger treffen. Es drehen sich dann nicht immer die gleichen Gedanken im Kreis.

13. **Red Chestnut** – rote Rosskastanie
steht für „Persönlichkeitswahrnehmung". Menschen, die sich sehr ausnutzen lassen, die extrem mitleidig sind, die sich in das Leid anderer hineinziehen lassen, brauchen Red Chestnut, um mehr Abstand zu bekommen. Das Gleichgewicht zwischen Egoismus und Altruismus kommt wieder ins richtige Lot.

Die Krönung

1. **Holly** – Stechpalme
steht für „All-Liebe" und hilft jenen Menschen, die unter negativen Gefühlen wie Missgunst, Hass, Eifersucht oder Neid leiden. Diese negativen Gefühle bringen natürlich auch entsprechende körperliche Krankheiten hervor. Holly hilft wieder freundlich, gut gelaunt und liebenswürdig zu werden. Der Ärger und das ganze negative Verhalten weichen.

2. **Honeysuckle** – Geißblatt
steht für „Vergessen können". Menschen, die mit ihren Gedanken stets in der Vergangenheit leben und nicht vergessen können, brauchen Honeysuckle. Honeysuckle hilft loszulassen, das Heimweh z. B. weicht und die Traurigkeit auch. Man trauert alten Zeiten nicht mehr nach.

3. **Wild Rose** – Heckenrose
steht für „Lebenslust". Menschen, die kraftlos sind und sich zu nichts mehr aufraffen können werden wieder aktiv, wenn sie Wild Rose bekommen. Man verspürt wieder Antrieb und Lust.

4. **Star of Bethlehem** – Doldiger Milchstern
steht für „Seelentrost". Menschen, die Schlimmes erfahren haben, die schockiert und ohne Trost sind, brauchen Star of Bethlehem. Der Schock und die Erschütterung weichen, die Menschen erholen sich wieder.

5. **Mustard** – Wilder Senf
steht für „Inneres Licht". Menschen, die unter Depressionen leiden, sogenannten endogenen Depressionen, brauchen Mustard. Dann können sich diese Menschen wieder freuen, sie konnten sich vorher ohne Grund über nichts mehr freuen.

Rescue Remedy – Das Notfallmittel

Ganz wichtig ist das **Notfallmittel**, die 5 Blüten in diesem Mittel sind von Dr. Bach selbst ausgewählt: Clematis, Rock Rose, Impatiens, Cherry Plum und Star of Bethlehem.

Bei jedem körperlichen oder seelischen Notfall gibt man 2 Tropfen auf die Zunge und nach einigen Minuten nochmals 2 Tropfen, dann werden die Abstände größer (15 Minuten, 1 Stunde, 2 Stunden).

- Seelische Notfälle sind Schock, Schreck, Stress, Prüfung, Gerichtstermin usw.
- Körperliche Notfälle: Krankheit, Unfall usw.

In jedem Haushalt sollten die Rescue Remedy Tropfen greifbar sein, auch im Auto und z. B. im Wandergepäck. Rescue Remedy Tropfen sind als Zusatzarzneien zu jeder Therapie geeignet, diese stören nie, auch zur homöopathischen Einzelmitteltherapie passen sie gut.

Verschiedene Einnahmeformen

1. Einnahmefläschchen sind die klassische und meist angewandte Methode. Es werden von jedem Mittel 1 Tropfen auf 10 ml abgekochtes Wasser gegeben, das mit hochwertigem Schnaps haltbar gemacht wird (es muss sich um Trinkalkohol handeln). Die Fläschchen und Pipetten gibt es in Apotheken.

   Man gibt von diesen verdünnten Mischungen 3–4x/Tag 3–4 Tropfen auf die Zunge oder reibt die Tropfen auf einem herauszufindenden Chakra ein.

2. Bäder, Umschläge, Salben, Nasenspray oder Augentropfen können mit Bachblüten vermischt werden.

Herstellung der Bach-Mittel

Es werden stets die **Blüten** der entsprechenden Pflanze zur Herstellung verwendet. Es gibt 2 Herstellungsverfahren.

Erstens die Sonnenmethode und zweitens die Kochmethode. Bei beiden Methoden handelt es sich um Potenzierungen wie in der Homöopathie, allerdings ohne Verschüttelung.

Auswahl der Blüten zur Anwendung

Die Auswahl der richtigen Blüten erfolgt durch ein ausführliches Gespräch, das nie fehlen darf. Es gibt als Zusatz verschiedene Fragebögen. Die Auswahl der richtigen Heil-Substanzen kann auch durch ein Pendel erfolgen. Dies muss allerdings durch einen Therapeuten mit mindestens 10 Jahren Erfahrung erfolgen. Diese Methode soll zwar erwähnt werden, aber sie ist den meisten Menschen verborgen.

Und nun nochmals ausführlich zu der **kleinen Wunderwaffe** – den **Rescue Remedy Tropfen**

Bei allen **Ausnahmesituationen** – bei Schmerzen, Krämpfen, Erschöpfung jeder Art, Kreislaufbeschwerden, Ohnmacht, Stress, Panikattacken, Überarbeitung, Übernächtigung, Schreck, Unfall, Wunden, Angstzuständen, Aufregung, völligem Durchdrehen – nehmen Sie 2–3 Tropfen im Abstand von 5–10 Minuten auf die Zunge (bei Ohnmacht können die Tropfen auch auf die Lippen geträufelt werden), solange bis Besserung eintritt, dann eventuell nochmals 2–3x pro Tag.

Hält die Belastung über mehrere Tage an, dann lassen Sie für einige Tage alle 1–2 Stunden 2 Tropfen auf der Zunge zerschmelzen.

Bei Wunden können Sie die Tropfen um die Wunde einreiben oder besser die Rescue Remedy Salbe verwenden.

Bei Prellungen werden die Tropfen eingerieben, bei Insektenstichen, Zeckenbissen u. ä. können die Tropfen sowie die Salbe Anwendung finden.

Säuglingen können Sie 2 Tropfen Rescue Remedy ins Badewasser geben.

Tiere können die Rescue Remedy Tropfen von der Hand lecken oder im Trinkwasser zu sich nehmen.

Sie können auch die Wasserglasmethode zur Anwendung bringen:

In ein Glas Wasser (abgekochtes bzw. stilles Wasser oder besser Quellwasser) geben Sie 4 Tropfen Rescue Remedy (keinen Metalllöffel verwenden!) und trinken alle 5–10 Minuten einen Schluck, den Sie mindestens 1 Minute im Mund lassen, bevor Sie ihn schlucken. Wenn

Besserung eintritt, dann trinken Sie den Rest des Glases über den Tag verteilt.

Sie können auch Umschläge damit machen, z. B. bei Schmerzen, Prellungen, Krämpfen, Blutergüssen usw.

Bei Schmerzen können Sie die Bachblüte Agrimony im Verhältnis 5:1 zu den Rescue Remedy Tropfen geben, diese Mischung hilft bei Schmerzen besonders gut; wenn dabei ein psychischer Ausnahmezustand auffällt, dann geben Sie noch 1 ml Sweet Chestnut dazu, das Kind wird ruhiger, hört auf zu weinen.

Rp.

Rescue Remedy Tropfen .... 5 ml
Agrimony 1 ml .... ad 6 ml
Sweet Chestnut 1 ml .... ad 7 ml

Sie können damit Einreibungen vornehmen oder Umschläge machen. Die Menge der Tropfen muss natürlich erhöht werden, je nachdem wie großflächig der Schmerzbezirk ist.

Es besteht auch die Möglichkeit, eine Einnahmeflasche herzustellen

Ein 30 ml Arzneifläschchen mit einer Gummitropfpipette aus der Apotheke zu ⅔ mit abgekochtem oder stillem Wasser und mit ⅓ Schnaps (Himbeergeist o. ä. oder med. Alkohol innerlich) füllen, 6 Tropfen Rescue Remedy dazu geben und verschließen.

Von dieser Mischung werden zu Beginn 2–3x je 4 Tropfen alle 10 Minuten auf die Zunge gegeben, später seltener (3–4x/Tag).

Gregory Vlamis beschreibt in seinem Buch „Die belebende Energie der Bach-Blüten" 190 Fallbeispiele, welche mit Rescue Remedy Tropfen behandelt wurden. Einige Anwendungen sind in meiner 50-jährigen Praxis zum Einsatz gekommen und zwar oftmals mit verblüffendem Erfolg.

Bei Patienten mit Einschlafstörungen habe ich zu Einreibungen bzw. Auftupfen der Rescue Remedy Tropfen (jeweils 5 Tropfen) auf die Stirn geraten. Zusätzlich kann man ein kleines Glas Wasser mit 4 Tropfen Rescue Remedy schluckweise über den Nachmittag verteilt trinken. Bei Erregungszuständen half das oft besser als eine Beruhigungstablette oder ähnliches.

Bei Kindern mit Bauchschmerzen ließ ich die Tropfen im Uhrzeigersinn um den Bauchnabel einreiben, der Erfolg blieb nicht aus.

Insektenstiche, Bienenstiche, tierische Bisse, Zeckenstich jeweils mit dem entsprechenden homöopathischen Arzneimittel behandeln und zusätzlich die Stelle mit Rescue Remedy Salbe einreiben.

Bei Bluterguss, Prellungen, Quetschwunden die homöopathische Arznei und Rescue Remedy Salbe zum Einsatz bringen.

Bei Epicondylitis, Bursitis, Rhizarthrose und aktiver Gonarthrose kann man unter den Salbenverband Rescue Remedy Salbe auftragen, das halb stets prima.

Auch in der Massagepraxis hat sich die Rescue Remedy Salbe bestens bewährt.

Bei hypoglykämischen Zuständen hilft Rescue Remedy prompt. 2x je 4 Tropfen im Abstand von 2 Minuten auf die Innenseite der Unterlippe geben. Je nach Verlauf kann man noch einmal 1 bis 2 Gaben in größeren Abständen von ca. 5 bis 10 Minuten wiederholen.

Kurz gesagt: Ein Fläschchen Rescue Remedy Tropfen sollte man immer mit sich tragen, bei allen Ausflügen, Wanderungen und sonstigen Anlässen.

4 Verschiedene Maßnahmen zur Förderung der Selbstheilungskräfte

Die Waldmedizin – Doktor Wald

Die Waldluft, ganz besonders die des Nadelwaldes, enthält viele ätherische Öle. Die ätherischen Öle des Nadelwaldes enthalten Terpene hochkonzentriert. Terpene werden über die Schleimhaut aufgenommen und sind nach Minuten im Blut nachweisbar. Es werden Impulse an das limbische System weitergeleitet. Die Ausschüttung von Dopamin, Seratonin und Endorphine werden aktiviert und beeinflussen unsere Stimmung.

Ich stelle Ihnen einige wichtige Baumöle vor. Die Anwendungsmöglichkeiten dieser Baumöle sind vielseitig. Fußbäder, Wickel, Rasierwasser und Fußspray, auch Nasenöl, Brustbaden, Flüssigseife und Massageöl sind bekannt. Zur Inhalation eignen sich die ätherischen Öle. Auch über die Duftlampe, Aromavernebler und über Raumspray kann man diese Öle zur Anwendung bringen. (Vorsicht: Tiere, die in der Wohnung leben wie Hunde und Katzen können eventuell allergisch mit Augenproblemen darauf reagieren.)

- Die ätherischen Öle der **Fichte** wirken entzündungshemmend, schmerzlösend und werden bei Rheuma und Erkältung eingesetzt. Eine eventuelle depressive Verstimmung verschwindet manchmal sehr schnell, wenn Sie sich im Wald mit Fichten länger aufhalten.
- Das **Kiefernadelöl** wird eingesetzt bei Rheuma, Bronchitis und Asthma, außerdem bei Burnout und Stress.
- Das **Latschenkieferöl** findet Einsatz bei Gicht, Bronchitis, Muskelkater. Es wirkt duchblutungsfördernd, schmerzstillend und

außerdem schleimlösend. Bei Erschöpfung und Müdigkeit ist es gut einsetzbar.

- Das **Zirbelkieferöl** wird bei Erkältung, Schnupfen, Husten, Sinusitis und Rheuma eingesetzt. Burnout, Schlafstörungen und Angst reagieren gut auf dieses Öl.
- Das Öl der **sibirischen Tanne** hilft bei Bronchitis, Asthma und Bauchkrämpfen, Husten und Erkältung allgemein. Es wirkt angstlösend und entspannend. Bei kalten Füßen ist das „Fußwohl-Öl" wärmend und durchblutungsfördernd. Nachfolgende Rezeptur stammt von Maria M. Kettenring:
  20 ml Sesamöl
  4 Tropfen Fichtennadel
  4 Tropfen Kardamom
  Damit hatte ich viel Erfolg.
- Das **Wacholderöl** wirkt entwässernd, antibakteriell und verdauungsfördernd. Bei Cystitis, Ödemen, Harnverhalten, Lymphstau und Krampfadern hilft es. Es wirkt anregend und aktivierend.
- Das **Atlaszedernöl** wirkt juckreizstillend, antiallergisch, wundheilend und entzündungshemmend. Es wird bei Pruritus, Heuschnupfen, Haarausfall und Tendinitis eingesetzt. Angst, Nervosität und depressive Verstimmung werden gebessert. Ich habe es häufig beim Restless-Legs-Syndrom eingesetzt. Eine Rezeptur, dem Buch von Anusati Thumm und Maria M. Kettenring entnommen, kam immer mal wieder in meiner Praxis zum Einsatz. Der Erfolg blieb nie aus.
  100 ml Jojobaöl
  7 Tropfen Atlaszeder
  3 Tropfen Melisse 100 %
  7 Tropfen Lavendel fein
  13 Tropfen Bergamott
  Die Beine abends einreiben.
- **Himalayazedernöl** – die Wirkung ist antiallergisch, entzündungshemmend, lymphentstauend. Dieses Öl hilft bei Allergien, Hautausschlägen, Arteriosklerose und Stress, sowie Burnout.
- **Zypressenöl** – die Wirkung ist entstauend, desinfizierend, schweißhemmend, adstringierend und blutstillend. Es wird bei Krampf-

adern, Bindegewebsschwäche, Hämorrhoiden, allergischem Schnupfen, Hyperhidrose und Cellulitis eingesetzt. Stimmungsschwankungen und Konzentrationsschwäche erfordern dieses Öl.

- **Einschlafhilfe**:
  50 ml Aprikosenöl
  2 Tropfen Zypresse
  5 Tropfen Muskatellersalbei
  1 Tropfen Lavendel fein
  Schulter und Nackenbereich leicht einmassieren. Rezeptur von Maria M. Kettenring.
- **Lymphdrainageöl**:
  50 ml Sesamöl
  12 Tropfen Zypresse
  5 Tropfen Wacholder
  1 Tropfen Immortelle
  Diese Mischung wirkt entstauend, entwässernd und entgiftend. 2x pro Tag im Lymphgebiet einreiben. Rezeptur von Maria M. Kettenring.

Dass das sogenannte Waldbaden auf die Psyche und auf das Immunsystem wirkt ist seit 1982 bekannt. Nicht nur der Stress wird abgebaut und die Stimmung angehoben, sondern der Herz-Kreislauf wird nachhaltig gestärkt, die Zahl der Lymphozyten steigt.

Wunden heilen besser, Gallensteine können sich auflösen, Allergien werden seltener, ebenso Asthmaanfälle. Auch orthopädische Fälle profitieren vom Waldbaden.

Außerdem kann ich mich an zwei Patienten mit chronischer Cystitis erinnern, welche durch die Mithilfe der Waldluft ausgeheilt sind. Beide Patientinnen blicken auf einen Zeitraum von über 8 Jahren Rezidivfreiheit zurück. Das Waldbaden und die Einzelmittelhomöopathie wurden eingesetzt. Dies ist eine gute Kombination.

Eine chronische Blasenentzündung kann man ausschließlich durch Aktivierung der Selbstheilung zum Verschwinden bringen. Dies ist auch in der Einzelmittelhomöopathie eine langwierige und sehr schwierige Aufgabe.

In Japan gibt es über 50 Waldtherapiezentren. Phytonzide sind Stoffe, die von Pflanzen hergestellt werden, um sich zu schützen. Die

Waldluft enthält diese. Die ätherischen Öle der Nadelbäume wirken durch die Terpene, welche wir beim Waldspaziergang aufnehmen.

Ich kann nur jedem raten so oft wie möglich und so lange wie möglich das Waldbaden in Anspruch zu nehmen.

Die Fußsohlenreflexzonenmassage

Dies ist eine Umstimmungstherapie wie die Eigenblutbehandlung und die Eigenurintherapie. Sie regt ausschließlich die Selbstheilung an. Ohne Selbstheilung passiert in unserem Körper nichts. Diese Behandlung hat uralte Wurzeln. Der amerikanische Arzt William Fitzgerald begründete diese Methode. Er hat sie bei amerikanischen Ureinwohnern beobachtet, auch im alten Ägypten wurde diese Methode angewandt. Hanne Marquardt, eine deutsche Heilpraktikerin, entwickelte sie dann weiter.

Die Füße sind über Nervenbahnen mit allen Organen verknüpft. Jede Reflexzone hat ihre Lage in der Fußsohle. Z. B. hat die Reflexzone des Herzens ihre Lage an der unteren Innenseite der Fußballen, am linken Fuß auch Großteile des Fußballens selbst. Die Reflexzone des Dünndarms z. B. hat ihre Lage an der hinteren Innenfläche des Mittelfußes. Die Reflexzone der Blase hat ihre Lage am linken und rechten Randbereich des unteren Fußgewölbes usw.

Eine gezielte Massage der Reflexzonen wirkt positiv auf die Funktion der zugeordneten Organe.

Treten bei einer Massage mit leichtem Druck Schmerzen an bestimmten Fußstellen auf, so ist man sicher, dass das entsprechende Organ krank ist.

Es gibt bei der Fußsohlenreflexbehandlung tonisierende und sedierende Griffe. Tonisierende Griffe sind anregende Griffe, meist schnell, und der Druck nimmt wechselnd ab und zu. Das zugehörige Organ wird aktiviert. Sedierende Griffe helfen bei Schmerzen. Die zu behandelnde Reflexzone wird so lange ohne Bewegung gedrückt, bis der Schmerz nachlässt.

Eine Behandlung dauert 20 bis 45 Minuten. Manchmal wird die Massage der Reflexzonen nicht nur mit den Händen des Masseurs, sondern mit Hilfe eines Jade Rollers durchgeführt.

Spezielle Massageöle dienen als Hilfsmittel, z. B. Rosmarin- oder Wacholderöl bei Durchblutungsstörungen, Beinwell- oder Wacholderöl bei Gelenkbeschwerden, Beifuß- oder Senfmehlöl bei kalten Füßen usw.

Wann helfen die Massagen besonders gut? Zur Schmerzbehandlung, bei Arthritis, Bechterew, Gonarthrose, Morbus Scheuermann, Ischiasneuritis, sonstige Neuralgien, Schulter-Arm-Syndrom, Migräne, Menstruationsbeschwerden, außerdem auch bei psychischen Problemen wie Ängste, Burnout, zu großem Stress. Auch die Schlafqualität wird verbessert und bei einem chronic-fatigue-Syndrom gibt es Hilfe.

Durchblutungsstörungen und Fußsohlenreflexzonenmassage sind ein großes Thema. Sogar die Nierendurchblutung wird verbessert, außerdem die Darmdurchblutung.

Bei den psychischen Störungen tragen auch die beruhigenden ätherischen Öle zum Erfolg bei.

Aber es gibt auch Kontraindikationen bei der Fußsohlenreflexzonenmassage. Hierzu zählen: Schwangerschaft, der diabetische Fuß, virale und bakterielle Infektionen, außerdem Pilzinfektionen und natürliche akute Psychosen mit z. B. Halluzinationen oder Wahnvorstellungen.

Zum Schluss muss noch gesagt werden, dass diese Behandlung ausschließlich als Ergänzung zur Schulmedizin eingesetzt werden soll, und vor allem nur von geschultem Personal.

Schlaf

Immunsystem und Schlaf hängen zusammen, sie sind miteinander verknüpft. Zu wenig Schlaf schwächt das Immunsystem massiv, man wird häufiger akut krank, und auch die chronischen Krankheiten nehmen zu. Jeder hat schon mal den Satz „man schläft sich gesund" gehört. Unser Immunsystem schüttet im Schlaf Stoffe aus, welche Keime wie Viren und Bakterien bekämpfen. Deshalb ist es auch gut, bei Infekten und nach Impfungen viel zu schlafen. 2 von 3 Menschen schlafen schlecht, wenn sie danach gefragt werden. Meist sind es Stress bzw. psychische Probleme, welche den Schlaf stören. Aber immer wieder halten uns auch körperliche Symptome, wie Schmerzen, Herzinsuffizienz oder hormonelle Erkrankungen vom Schlaf ab.

Es gibt aus aller Welt Hilfe. Ganz einfach und sehr erfolgreich sind die verschiedenen Wasseranwendungen, die Oberkörperwaschung mit kaltem Wasser, ebenso die Bauchwaschung mit kaltem Wasser. Wassertreten macht nicht nur munter, sondern ist auch schlaffördernd. Vollbäder mit verschiedenen Zusätzen, z. B. Lavendel oder Baldrian, helfen auch sehr gut. Ein Vollbad sollte 10–20 Minuten dauern. Und, wenn man kalte Füße hat, dann sollte ein warmes Fußbad Einsatz finden.

In der Einzelmittelhomöopathie gibt es Hilfe für jede Schlafstörung, auch hartnäckige, vollkommen therapieresistente Fälle können mit dem Typenmittel und der entsprechenden Erbnosode geheilt werden. Ich habe für Sie eine Liste der homöopathischen Arzneien zusammengestellt. Ein guter Homöopath, welcher miasmatisch arbeitet, findet für Sie die richtige Arznei, und Sie werden schlafen können, auch wenn Sie fast ohne Hoffnung sind.

Auch eine Bach-Blüten-Therapie stößt die Selbstheilung an und lässt sich gut mit der Homöopathie verbinden, am besten dann, wenn ausschließlich psychische Probleme die Ursache sind.

Nun zu den einzelnen Arzneien, welche bei Schlafstörungen zum Einsatz kommen. Die Arzneien sollten der Persönlichkeit des Patienten entsprechen.

- Je nach Arzneimittelbild kommt z. B. **Coffea arabica** in der Potenz D30 in Frage. Wenn Menschen aufgedreht sind, auch Herzklopfen haben, so, wie wenn man viel Kaffee getrunken hat, wenn der Kopf voller Ideen ist, wenn man freudig erregt ist, dann hilft Coffea arabica D30, 2 Globuli vor dem Zubettgehen.
- **Digitalis** D2 ist die Arznei, wenn eine Herzinsuffizienz der Auslöser ist; diese Menschen klagen über Schwindel und fahren im Schlaf hoch.
- **Cocculus** D12: Folgen von Nachtwachen. Diese Menschen sind aufgedreht und finden nicht mehr in ihren normalen Rhythmus zurück.
- **Sulphur**: Katzenschlaf ist der richtige Ausdruck, wenn man die Schlafqualität beschreiben will. Der Patient kann zwischen 2 und 5 Uhr morgens nicht schlafen. Wenn er aufwacht, ist er sofort munter, wacht oftmals singend auf. Es ist ein ganz oberflächlicher Schlaf, jedes Geräusch weckt den Patienten. Die Dosierung ist Sulphur D30, 2 Globuli 1x abends.

Weitere oft eingesetzte Arzneien je nach Zustand des Patienten sind:

- **Chamomilla**: Unruhe, ungeduldig; man fühlt sich einfach unwohl, weint im Schlaf, hat ängstliche Träume, von denen man aufwacht und Angst hat, wieder einzuschlafen.
- **Valeriana**: Nervosität, zittrig, schlaflos und doch müde; nächtliche Muskelkrämpfe, man fühlt sich beim Aufwachen schlechter als zuvor.
- **Hyoscyamus niger**: Intensive Schlaflosigkeit, Muskelzucken im unruhigen Schlaf; man fährt aus dem ersten Schlaf erschreckt hoch.
- **Nux vomica**: Kein Schlaf nach 3 Uhr nachts bis gegen Morgen; man wacht mit einem elenden Gefühl auf, man fühlt sich benommen und schläfrig nach den Mahlzeiten und am frühen Abend; Träume sind voll von Eile und Betriebsamkeit. Man fühlt sich besser nach einem kurzen Schlaf, möchte allerdings nicht geweckt werden.
- **Rhododendron**: Schlaflosigkeit durch motorische Unruhe; man kann nicht abschalten von den täglichen Verrichtungen.
- **Causticum**: Man fühlt sich tagsüber sehr benommen und kann sich kaum wachhalten, jedoch plagt nächtliche Schlaflosigkeit mit trockener Hitze und Unruhe; Gedanken daran, was man am nächsten Tag unbedingt tun möchte; Schlaflosigkeit oft nach langen Fernsehabenden; die Patienten sind voller Mitgefühl (leiden oft mit den Helden der Filme mit).
- **Zincum valerianicum**: Man hat beim Einschlafen unruhige Beine, hartnäckigen Schluckauf und oft Neuralgien.
- **Zincum metallicum**: Sehr nervöse Patienten, deren Glieder im Schlaf zucken, die im Schlaf sprechen, deren Beine ganz unruhig sind.
- **Gelsemium**: Man ist so erschöpft, dass sich der Schlaf nicht einstellt; man ist schlaflos durch Ärger, der einen wachhält.
- **Apis mellifica**: Diese Patienten knirschen mit den Zähnen, schreien nachts und fahren während des Schlafes hoch.
- **Kalium bromatum**: Zähneknirschen im Schlaf (man muss sich durch etwas durchbeißen); man ist schlaflos durch Sorgen und Kummer.

- **Avena sativa**: Schlaflosigkeit bei Alkoholikern, motorische Unruhe; Avena beruhigt und macht schläfrig (homöopathisches Bier).
- **Passiflora**: Schlaflosigkeit bei Kindern und alten Leuten, schlaflos durch Erschöpfung mit motorischer Unruhe.
- **Rhus toxicodendron**: schwerer Schlaf, schlaflos vor Mitternacht, schlaflos nach Überanstrengung.
- **Lachesis**: Patienten, die dieses Mittel benötigen, sind am späten Abend hellwach, dann ist ihre beste Zeit, sie finden oft erst gegen Morgen Schlaf. Das Einschlafen ist das Problem, durchschlafen ist unproblematisch. Hier ist die Dosierung Lachesis D12, 2x pro Tag je 1 Tablette.

Mit chemischen Arzneien soll der Schlaf nicht herbeigeführt werden, dies ist unnatürlich, der Schlaf soll auf ganz natürliche Weise die Selbstheilungskräfte aktivieren.

Kneipp'sche Anwendungen – Die Kneipp'sche Wasserkur

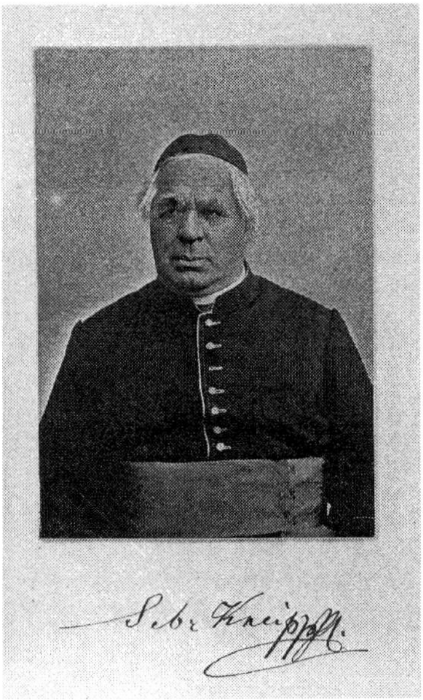

Abbildung 4.1: CC BY-4.0 (Wellcome). Porträt von Sebastian Kneipp

Im Wasser liegt die Heilkraft. Viele hundert und tausend Gemütsleiden, Niedergeschlagenheit, halbe Verzweiflung, Mutlosigkeit, Verstimmung würden nicht stattfinden, wenn man durch das frische Wasser die Hütte des Geistes (Körper) fleißig säubern würde.

(Sebastian Kneipp)

Pfarrer Sebastian Kneipp lebte von 1821 bis 1897. Er ist der Begründer der Wasserkur, einer naturheilkundlichen Behandlungsmethode. Verschiedene Wasseranwendungen – wie Wassertreten, Güsse, Bäder, Wickel, Waschungen – sind Kernstücke dieser Lehre. Weiterhin ist das Kneipp'sche System durch seine fünf Säulen bekannt:

- Wasseranwendungen
- Heilkräuter
- Bewegung
- Gesunde Ernährung
- Lebensordnung

Hier wollen wir uns mit seiner Wasserkur befassen, welche heute, Jahre nach dem Ableben von Sebastian Kneipp, noch genauso aktuell ist wie zu seiner Zeit.

Bei den Wasseranwendungen werden Selbstheilungskräfte mobilisiert.

Der Kältereiz des Wassers veranlasst den Körper zu einer aktiven Erwärmung, welche nicht mit einer von außen zugebrachten Wärme vergleichbar ist. Das kalte Wasser erfrischt, belebt und fördert durch die reaktive Hyperämie die Durchblutung. Die Leukozyten, die Polizei des Körpers, werden vermehrt. Die Kaltanwendungen stärken das Immunsystem. Bei bestehendem Bluthochdruck sind die Kneipp'schen Anwendungen sehr empfehlenswert. Ganzkörperwaschungen, 1x am Tag mit kaltem Wasser, so kalt wie möglich, Wassertreten und kalte Anwendungen wie Güsse in der unteren Körperhälfte sind blutdrucksenkend.

Das vegetative Nervensystem wird gestärkt.

Durch die Kältereize bei Kaltanwendungen wird der Körper abgehärtet, nach mehrfachen Anwendungen kommt es zu einer geringeren Ausschüttung von Stresshormonen. Nach einer dreiwöchigen Kneippkur fühlen sich die Patienten wesentlich stärker, auch psychisch. Stress ist ja für viele Krankheiten verantwortlich, auch für den Anstieg der Blutdruckwerte. Die Menschen lassen sich nach regelmäßigen Kaltwasseranwendungen viel weniger stressen.

Die bekanntesten Anwendungen sind das Wassertreten und die Kaltwaschungen des ganzen Körpers. Hierbei gibt es auch kaum Kontraindikationen. Die Füße und der Körper müssen jedoch vorher warm sein. Bei Blasenleiden nur unter **Aufsicht eines Arztes**, eventuell im Wechsel von warmem und kaltem Wasser treten – z. B. 3x warm und 1x kalt.

Wasseranwendungen im unteren Körperbereich wirken sich auf den hohen Blutdruck aus, Güsse usw. oberhalb der Gürtellinie helfen sehr gut bei Hypotonie.

Wechselgüsse, kalte wie warme Güsse, sind am wirksamsten. Sie sind ein wunderbares Gefäßtraining. Der Temperaturreiz, von kalt zu warm oder von warm nach kalt, bewirkt eine Immunantwort. Es werden Abwehrzellen gebildet. Das Kältesignal sorgt für eine Erhöhung der Leukozyten, der Polizei im Körper.

Schenkelgüsse und Kniegüsse lassen die Blutdruckwerte purzeln. Diese Güsse werden als Wechselgüsse durchgeführt, einige Minuten warm und nur einige wenige Sekunden kalt, so kalt wie möglich. Mit einem kalten Guss endet der Vorgang.

Kaltwaschungen stärken das vegetative Nervensystem. Sie können zu jeder Tageszeit durchgeführt werden. Kalte Ganzkörperwaschungen stabilisieren den Kreislauf, wirken auf das vegetative Nervensystem, stimulieren die Abwehrzellen, die Leukozyten und sind am Abend schlaffördernd. Sie können dem kalten Wasser jederzeit Apfelessig zugeben. Dies ist ein Tipp von Dr. Hans Gasperl. Der Apfelessig kühlt.

Beide Anwendungen, sowohl die Kaltwaschungen als auch die Güsse, regen die Selbstheilungskräfte an. Ohne Selbstheilung läuft in der Medizin nichts, es gibt keine Heilung, sondern nur eine Symptombefreiung durch Unterdrückung. Ihre Blutdruckwerte werden auf diese Weise dauerhaft sinken. Dies ist meine über 50-jährige Erfahrung, Ihr Immunsystem im Gesamten wird wieder fit.

Auch die Arteriosklerose, die Herzinsuffizienz, die koronare Herzkrankheit und die Claudicatio intermittens müssen nicht einfach hingenommen werden. Wechselwarme Güsse, Wechselbäder oder temperaturansteigende Armbäder sind bei Gefäßerkrankungen sehr hilfreich. Auch das Schwimmen, vor allem im Freien, ist zu empfehlen. Kurz dauernde Kaltanwendungen sind durchblutungsfördernd, die Gefäße werden trainiert, es kommt zu Abhärtung. Die Gefäße verkalken erheblich weniger. Der Arteriosklerose wird vorgebeugt.

Bei der Arteriosklerose sind temperaturansteigende Armbäder hilfreich, Ganzkörperwaschungen mit kaltem Wasser, Knie- und Schenkelgüsse und wechselwarme Fußbäder. Rosmarin ist als Zusatz empfehlenswert.

Bei der Herzinsuffizienz sind temperaturansteigende Armbäder zu raten, auch in Form von Kompressen.

Bei der koronaren Herzkrankheit wirken sich ebenfalls temperaturansteigende Armbäder gut aus, wiederum auch in Form von Kompressen, die Durchblutung am Herz wird verbessert. Warme Fußbäder sind auch sehr hilfreich. Kaltwaschungen härten sehr gut ab, aber Vorsicht im Herzbereich (linker Arm, linke Brustseite).

Bei der Claudicatio intermittens helfen Wechselgüsse, Kniegüsse sowie Schenkelgüsse und wechselwarme Fußbäder mit einem Zusatz von Rosmarin.

Güsse sind eine sehr zentrale Anwendungsform bei der Kneipp'schen Hydrotherapie. Diese können meist auch bei älteren geschwächten Menschen durchgeführt werden. Sie zählen zu den sogenannten kleineren Kaltwasseranwendungen.

Stoffwechselerkrankungen und Obstipation, Störungen im Bewegungsapparat, Schlafstörungen, Depressionen, Erkältungskrankheiten, Augenleiden, Nierenleiden und Wechseljahresbeschwerden sind ein dankbares Einsatzgebiet für die Kneipp'sche Wassertherapie.

Die Kneipp'schen Wasseranwendungen sind noch die gleichen wie zu Lebzeiten von Pfarrer Kneipp, es darf nichts geändert werden. Solche Vorhaben wurden schon oft bereut. Ich hätte mir meine 50-jährige Praxis nicht ohne Pfarrer Kneipp vorstellen können. Die Wasseranwendungen stellen eine Reiztherapie dar, welche mit keiner anderen vergleichbar ist.

Es gibt in großen Städten mittlerweile auch Kneipp-Kindergärten mit Wassertretbecken, aber auch die Ernährungs- und Bewegungstherapie werden den Kindern vermittelt, gemäß den oben genannten 5 Säulen der Kneipp-Therapie (s. Seite 41).

Neuraltherapie nach Huneke

Die Neuraltherapie geht auf die Brüder Dr. Ferdinand und Dr. Walter Huneke zurück, welche im 20. Jahrhundert lebten. Die Neuraltherapie ist eine Regulationstherapie. Auch hier werden wieder die Selbstheilungskräfte mobilisiert. Aber auf welche Weise geschieht dies bei dieser Behandlung? Über das vegetative Nervensystem erreicht man durch Injektion eines Lokalanaesthetikums, Procain bzw. Lidocain, durch Fernwirkung eine oftmals lebenslange Heilung. Eine Selbstheilung wird auf diese Weise in Gang gesetzt. Heute verwendet man Impletol, Coffein ist hierbei dem Procain zugesetzt. Die Fernwirkung des Anaesthetikums kann sich im ganzen Körper abspielen.

Dr. Ferdinand Huneke spritze 1925 seiner Schwester, welche an therapieresistenter Migräne litt und viele Sondermethoden aus der

Komplementärmedizin versucht hatte, eine Ampulle Atophanyl intravenös. Die Migräne war augenblicklich und auf Dauer geheilt.

Die Neuraltherapie wurde von den Brüdern Huneke weiterentwickelt.

Man unterteilt die Neuraltherapie in eine Segmenttherapie und eine Störfeldtherapie.

Bei der Segmenttherapie nutzt man den Zusammenhang zwischen inneren Organen und deren Projektion auf die Haut. Die Gallenblase erreicht man, wenn man z. B. eine Quaddel in die Haut über der rechten Schulter setzt. Die rechte Schulter steht über Nerven mit der Gallenblase in Verbindung, bei Patienten, welche an einer Gallenblasenentzündung leiden, strahlt die Gallenblase in die rechte Schulter und die Patienten hatten oftmals nur Schulterbeschwerden. Nach Setzen der Quaddel in die Haut über der rechten Schulter verschwinden die Gallenschmerzen oft augenblicklich. Das vegetative Nervensystem ist hierbei der Dreh- und Angelpunkt.

Bei der Störfeldtherapie wird der Patient auf eventuelle Störfelder untersucht. Zahnherde, chronische Sinusitis, chronische Tonsillitis, chronische Cholecystitis und Narben sind die häufigsten Störfelder, welche auszuschalten sind. Eine Herdsanierung ist dann nötig. Die Beschwerden verschwinden dann oft augenblicklich. Manchmal ist der Gang zum Neuraltherapeuten unerlässlich.

Über eventuelle Komplikationen wird jeder Patient von seinem Neuraltherapeuten aufgeklärt. Jeder Neuraltherapeut hat eine lange, oft zweijährige Ausbildung absolviert.

Bei der Störfeldtherapie werden Störfelder ausgeschaltet bzw. Herde saniert. Störfelder können z. B. Zahnherde sein, Narben, Nebenhöhlenentzündungen bzw. eine chronische Tonsillitis. Die Untersuchung auf eventuell vorhandene Störfelder sollte vor jeder Behandlung erfolgen. Narben werden neuraltherapeutisch entstört, Zahnherde entfernt (operativ), chronische Entzündungen entstört man am zuverlässigsten mittels der Einzelmittelhomöopathie.

Ausleitung – Purgation

Die Ableitung auf den Darm ist die Basistherapie bei vielen Erkrankungen. Aschner weist auf die schlimmen Folgen chronischer Obstipation mit größtem Nachdruck hin. Chronische Verstopfung ist oft die Ursache von Bluthochdruck, Migräne, klimakterische Beschwerden, Gallensteinerkrankungen und Leberentzündung. Wenn Überreste der Nahrung stets 3–4 Tage im Dickdarm verweilen, besteht auch ein größeres Risiko, an Krebs zu erkranken. Dünndarmkrebs ist sehr selten. Die Gefahr, an Dickdarmkrebs zu erkranken, ist dagegen sehr viel größer. Der rasche Durchlauf der Nahrung durch den 3 bis 5 Meter langen Dünndarm könnte dabei ausschlaggebend sein. Im viel kürzeren Dickdarm verweilen die Reste der Nahrung dagegen sehr viel länger. Ein rascher Transport der Nahrungsreste im Dickdarm muss erzielt werden. Das Purgieren, die Ableitung auf den Darm, ist heute genauso wichtig wie früher.

Insgesamt wirkt die Purgation auch der Dyskrasie, der fehlerhaften Zusammensetzung der Körpersäfte, entgegen, ebenso der Bindegewebsübersäuerung. Durch die Aschner-Verfahren, wie z. B. der Purgation, wird der Bindegewebs-pH-Wert durch Ausscheidung von Stoffwechselprodukten reguliert. Unser Urin soll wieder basisch werden. Die Rohköstler, die Naturvölker, die fern jeder Zivilisation leben, und der Säugling, der von Muttermilch ernährt wird, haben einen basischen Urin. Kochprozess trägt zur Übersäuerung bei. Die Körpersäfte müssen fließen, „Fluss statt Stau"! Ein großer Teil der Krankheiten sind stauungsbedingte Erkrankungen. Wenn die Körpersäfte fließen, gibt es keinen Stau, keine Bluteindickung einschließlich der stauungsbedingten Krankheiten, weniger Entzündung und weniger Krebs.

Wenn die Ausleitung über den Darm gut funktioniert, dann sieht man bei der Dunkelfeldmikroskopie weniger Symplasten bzw. Sklerosymplasten im Blut, Filite und sonstige Zeichen der Übersäuerung, wie z. B. Geldrollenbildung der roten Blutkörperchen, sind selten. Der pH-Wert im Blut als auch im Gewebe wird reguliert. Hilfreich zum Entsäuern des Blutes sind folgende Lebensmittel: Vollkornbrot, Rohgetreide, Salate, Naturreis, Gemüse, Leinsamen, Sauerkraut und -saft uw. Die Darmflora wird dadurch auch saniert. Sauermilch, Kefir, saure Bohnen, natürlich auch Sauerkraut und andere eingesäuerte Gemüse müssen gegessen werden.

In einem Körper, in dem der Säure-Base-Haushalt im Gleichgewicht steht, können sich die Selbstheilungskräfte entfalten, gleichgültig um welche Krankheiten es sich handelt. Die naturheilkundlichen Behandlungen bringen dann zuverlässig Hilfe, alle Reiztherapien bringen bessere Erfolge. Die Ableitung auf den Darm hilft dem ganzen Körper gesund zu werden.

Bei Kindern ist es die einfachste und natürlichste sowie zuverlässigste Methode das Fieber zu senken. Kernseifen-Suppositorien sind das Mittel der Wahl bei Kinderkrankheiten, um die Giftausscheidung anzugehen, wie das geht, steht auf S. 143.

Bei großen Kindern oder Erwachsenen ist der Einlauf (s. Seite 143) das Mittel der Wahl.

Diese Methoden sollten nur Einsatz finden, wenn das Fieber nach 2 Tagen noch nicht zurückgegangen ist bzw. einen septiformen Verlauf nimmt.

Die Eigenbluttherapie

Harald Krebs, Heilpraktiker, berichtet in seinem Buch „Eigenbluttherapie" von dieser Behandlung, die bereits im 3. Jahrhundert vor unserer Zeit von den Chinesen angewandt wurde. Sie setzten Nadelstiche und erzielten so eine subkutane Blutung. Diese Hautblutungen waren Injektionen von kleinsten Mengen Blut. Diese Methode ist eine „Umstimmung und Reizkörpertherapie". Das wieder zurück injizierte Blut führt stets zur Aktivierung der Selbstheilungskräfte. Die Abwehr wird in Gang gesetzt. 1905 stellte August Bier fest, dass eine Fraktur schneller heilt, wenn sich ein Hämatom an der Bruchstelle entwickelt. Bei vergrößerter Heilungstendenz injizierte Bier Eigenblut an die Frakturenden. Die Patienten bekamen Fieber, an der Bruchstelle war ein Ödem und eine Rötung zu erkennen. Die Eigenblutbehandlung wurde zur Behandlung von Pseudoarthrosen in der Zukunft eingesetzt.

Die Eigenblutbehandlung wurde weiter entwickelt. Das Eigenblutbehandlung wurde mit ultraviolett bestrahltem Blut durchgeführt.

Weiterhin wurde eine Methode entwickelt, bei der dem ultravioletten Blut gleichzeitig Sauerstoff zugeführt wird.

Ein weiterer Pionier in der Geschichte der Eigenbluttherapie war Viktor Höveler. Er entwickelte den Hämaktivator N, ein Gerät zur Veränderung des Eigenblutes. Dem Körper wird das Blut in „aufgeschlossener" Form wieder angeboten und so wird eine Wirkungssteigerung erzielt. Mit diesem Gerät ist die Möglichkeit gegeben, aktiviertes Eigenblut herzustellen. Damit wird ein höherer Stimulationseffekt erzielt. Die besondere Wirkung der Eigenbluttherapie durch Anwendung des Hämaktivators N nach Dr. Höveler konnte ich in der Praxis von Harald Krebs kennenlernen. Therapieresistente Fälle wie chronische Cystitis wurden für Jahre ausgeheilt (siehe S. 150).

F. Hoff bezeichnet die Eigenbluttherapie als eine Reiz- bzw. Umstimmungstherapie. Der Körper beantwortet jeden Reiz. Die Gegenreaktion des Körpers fällt unterschiedlich aus, je nachdem, wie stark der Reiz ist. Eine Zunahme der Immunkörper und eine Anhebung der allgemeinen Abwehrlage erfolgt als Antwort auf die Eigenblutinjektion. F. Hoff bezeichnet die Eigenbluttherapie als unspezifische Reiztherapie, als „Stoß ins vegetative System". Der Körper beantwortet jeden Reiz mit einer allgemeinen vegetativen Reaktion.

Das Blut fließt in den Gefäßen, gelangt dieses außerhalb des Gefäßsystems, so treten vom Körper Abwehrreaktionen auf. Das entnommene Blut, was Antigene, Toxine und eventuell auch bestimmte Bakterien enthält, wird durch die Reizinjektion vom Körper nicht mehr als körpereigen angesehen, sondern als Fremdkörper. Die Abwehrmechanismen werden in Gang gesetzt. Eine chronische Erkrankung wird in einen akuten Zustand zurückgeführt und kann somit heilen. Die Eigenbluttherapie ist mit anderen Naturheilverfahren sehr gut vereinbar. Die Selbstheilung wird angestoßen, ohne die es keine Heilung gibt.

Allgemeine Regeln zur Beachtung

Wenn es um die Dosierung des Eigenblutes geht, muss man sich folgenden Grundsatz stets vor Augen halten: Es geht um die Arndt-Schulz-Regel, die besagt, dass schwache Reize die Lebenstätigkeit anfachen, dass mittelstarke diese hemmen und starke diese aufheben.

Ich habe das Eigenblut sowohl bei Akut-Erkrankungen als auch bei chronischen Leiden mit Erfolg eingesetzt.

Bei akuten Erkrankungen kann man täglich 1–3 ml (in seltenen Fällen 5 ml) an drei aufeinander folgenden Tagen injizieren; ich hatte bei fieberhaften Infekten, Cystitis, Bronchitis, Furunkeln und Abszessen gute Erfolge.

Bei chronischen Erkrankungen muss man dringend auf die Intervalle zwischen den einzelnen Behandlungen achten; das Eigenblut wird nur 2 x pro Woche appliziert, 5–10 Injektionen, dann weiterhin 1 x pro Woche und dann eventuell alle 14 Tage, je nach Verlauf der Erkrankung.

Bei alten oder geschwächten Patienten beginnt man mit 0,2ml, steigert auf 0,5ml, in der 3. Sitzung auf 0,8ml, in der 4. Sitzung auf 1,0ml und in der 5. Sitzung auf 1,5ml, dabei bleibt man dann.

Um die Reaktionsfähigkeit des Körpers nicht zu erschöpfen, sollte die Eigenblutkur einen bestimmten Zeitraum nicht überschreiten.

Man kann dem Eigenblut diverse Einzelhomöopathika hinzufügen, je nach Krankheit. Diese stoßen ebenfalls die Selbstheilungskräfte an, worum es bei diesen Anwendungen ausschließlich geht.

Indikationen für die Eigenblutbehandlung sind chronische Schmerzzustände, Entzündungen, Schlafstörungen, Appetitlosigkeit, klimakterische Beschwerden, reduzierter Allgemeinzustand.

Kontraindikationen sind: akute tuberkulöse Prozesse, Kachexie, Thrombophlebitis und Endstadien des Organismus.

Nebenwirkungen sind auch bekannt, seien Sie mit der Dosierung vorsichtig. „Viel hilft viel" passt nicht in diesem Fall. Bei zu großen Mengen kann es zu einem Kreislaufkollaps kommen. 5,0 ml Eigenblut sollte nicht überschritten werden. Weitere Nebenwirkungen bzw. Erstverschlimmerung sind Fieber, Krankheitsgefühl, Müdigkeit und Lokalreaktion z. B. Rötung. Eine Erstverschlimmerung kann auch vorübergehend vorkommen, z. B. bei Allergien.

Nun noch ein paar Worte zu den einzelnen Injektionsarten. Die intramuskuläre Injektion des Eigenblutes ist die häufigste. Bei Blutungsneidung oder Behandlung mit Antikoagulantien muss darauf verzichtet werden. Die subkutane Injektion des Eigenblutes ist eine sehr sichere Methode, mit weniger Nebenwirkungen als bei intramuskulärer Injektion.

Dann gibt es noch die intrakutane Injektion, welche meistens bei Wirbelsäulenerkrankungen eingesetzt wird. Und die lokale Anwendung, z. B. die Applikation von Nativblut oder aktiviertem Eigenblut bei Dekubitusgeschwüren oder Ulcus cruris bringt erstaunliche Resultate.

Eigenurintherapie

„Man trägt die eigene Apotheke in sich", Johann Abele nennt den Harn „Heilflüssigkeit", und das ist tatsächlich so. Die Eigenurintherapie regt die körpereigene Abwehr an. Selbstheilungskräfte werden mobilisiert. Frischer Urin ist nahezu steril; wenn Sie **keine Tierprodukte** essen, riecht und schmeckt Urin wie Gemüsebrühe.

Es finden sich sehr viele Inhaltsstoffe im Urin: Vitamine, Mineralien, Fermente, Salze, Harnsäure und viele mehr; laut Johann Abele sind es über 2000 Inhaltsstoffe.

Ich habe in meiner 50-jährigen Praxis den Urin ganz verschieden appliziert, teilweise als Injektion, zum anderen als Trinkkur, Kompressen, Packungen, Wickel, Einlauf, Vaginalspülung und Teilbad, außerdem als Ganzkörpereinreibung. Bei ganz resistentem Bluthochdruck oder z. B. nicht beeinflussbarem Diabetes mellitus mit Folgeschäden berichtet Johann Abele von verblüffenden Erfolgen durch Harnfasten.

- Einreibungen helfen vortrefflich bei Ekzemen, Krampfadern, Narbenschmerzen, Periostitis, Schleimbeutelentzündung, chronischer Polyarthritis, Warzen, Wundliegen usw.
- Packungen bzw. Wickel oder Auflagen werden über den Reflexzonen der erkrankten Organe aufgelegt, wenn es sich um innere Leiden handelt, außerdem über den Gelenken, welche entzündet sind. Auch entzündete Hautstellen, z. B. bei Psoriasis, wird die kranke Haut mit einer Mischung aus Heilerde und Harn abgedeckt. Bei Packungen am Auge dient ein mit Harn und Wasser im Verhältnis 50:50 getränkter Wattebausch.
- Gurgeln ist eine wichtige Anwendung bei Erkältungen. Teilbäder helfen gut bei Nagelbettentzündung, Frostbeulen und Verpilzung.

- Eine Vorbeugetrinkkur ist die häufigste Anwendung der Eigenurintherapie, am besten nimmt man den Mittelstrahl. Die Menge beträgt 100 bis 150 ml oder auch die ganze Morgenportion. Nüchtern sollte der Patient sein. Und bitte kaltes Wasser nachtrinken, damit die Magenschleimhaut nicht gereizt wird. Anschließend unbedingt ca. 20 Minuten nichts essen.
- Infektlabilität, Blähungen, Verstopfung, Magen-Darm-Störungen, Übersäuerung und allgemeine Reaktionen werden beseitigt bzw. stark gemindert. Bauchmassage mit Eigenurin hilft bei Obstipation.
- Übergießen mit Urin ist bei Verbrennungen und Verletzungen wichtig.
- Einreiben des Harns auf die Kopfhaut kommt bei Haarausfall in Frage und hilft wunderbar.
- Einreibungen und Umschläge helfen bei Zerrungen und Prellungen.
- Mundspülungen wie nach Prof. Karach, allerdings mit Eigenurin, empfehle ich bei Zungenbrennen – und natürlich das Vorbeugetrinken.
- Wickel und Einreibungen halfen meinen Patienten immer wieder bei Gichtanfällen.

Cantharidenbehandlung

Durchführung der Behandlung

nach Dr. med. Johann Abele (Aschner Kursus Schloss Lindach)

Bei dieser Behandlung handelt es sich um einen „weißen Aderlass". Es kommt zur Anregung des Lymphstaus, es kommt zur Mehrdurchblutung im Gebiet, wo das Pflaster angelegt ist. Literatur: Der weiße Aderlass, Chr. Scharfbillig, Haug-Verlag 1966 (vergriffen).

Durch diese Behandlung erfolgt eine Tiefendrainage, Schmerzen in der Tiefe sitzend, bohrend, klopfend, sind nach dieser Sitzung oftmals für immer verschwunden. Es erfolgt eine Entsäuerung, „denn die Säure ist die Mutter des Schmerzes". Selbstheilungskräfte werden mobilisiert, Stoffwechselvorgänge verbessert. Es handelt sich um eine

Aus- und Ableitung der Gifte. Wie alle Aschner-Verfahren hat auch diese Anwendung Wirkung auf die Dyskrasie.

Rezept I

Milde Salbe

Tct. canthar.	10,0
Ol. arachidis	2,0
Adeps benz.	2,0
Cera flava	1,0
Ung. molle ad	50,0

Rezept II

Starke Salbe(üblich)

Cantharis Pulv.	175,0
Acid. Acet.	13,5
übergießen mit	
Ol. Therebinth	75,0
48 Stunden bedeckt stehen lassen	
Cera alba	87,5
Acid. benzoicum	100,0
schmelzen und erkalten, dann in	
Colophonium	87,5

das in Chlorophorm gelöst ist, schütten. Beide Teile mischen und im Wasserbad auf 500,0 eindicken.

Anlegen des Cantharidenpflasters

Das Pflaster sollte morgens angelegt werden, um die unangenehmste Phase nicht in die Nacht zu verlegen.

Hautareal am Patienten mit Fettstift markieren. Danach die Größe des Pflasters bestimmen (im Zweifelsfall lieber zu groß). Eventuell dort wachsende Haare müssen sanft abrasiert werden. Dies verhindert Eiterungen beim Abheilprozess. Die Salbe darf nicht auf Verletzungen der Cutis gebracht werden!

Man schneidet sich einen doppelt gelegten Zemukostreifen zurecht. Die Salbe wird ca. 1 mm dick aufgetragen. Das Pflaster wird mit starken und gut klebenden Heftpflasterstreifen im Sinne eines „Fensterrahmen-Verbundes" festgeklebt. Tritt Salbe unter den Heftpflastern aus, so ist zu dick aufgetragen worden oder die Zemukos sind nicht deckungsgleich geschnitten. Es kommt zu „Rotznasen-Bildung", Verbrennungen außerhalb der gewünschten Partie.

Pflasterallergische Personen bremst man mit 2 bis 3 Dragees CALCISTIN.

Cantharis-Harnblasenreizungen beugt man regelmäßig mittels UREGENIN oder SPASMO-URGENIN vor. Tritt ein Harnspasmus oder doch eine allergische Reizblase (selten hämorrhagisch) auf, so gibt man Calcium i.v. und ein Antiallergikum i.m. In schweren Fällen 25 mg Decortin.

Vier Stunden nach Anlegen beginnt das Pflaster zu brennen und brennt stark etwa weitere vier Stunden. Die entstehende Blase sollte bis zur Abnahme erhalten bleiben. Richtige Nachtlagerung und ein darum gewundenes Frotteehandtuch helfen sehr.

Abnehmen des Pflasters

Nach 12 Stunden Wartezeit ist meist eine genügend große Brandblase entstanden. Sie ist entweder mit klarer Flüssigkeit gefüllt; in diesem Fall kann man sie indizieren und die Blasenhaut als erste Verbanddecke belassen. Man sieht aber auch sulzig eingedickten Blaseninhalt; die Eindickung wird ganz vorsichtig mit dem Spatel abgetragen. Danach wird ein Salbenverband angelegt, z. B. mit Wund und Heilsalbe CM. Dieser wird einige Male erneuert. Nach 5 Tagen hat sich eine neue Haut gebildet. Ein erneutes Cantharidenpflaster kann nach 4 Wochen aufgelegt werden.

Blutegeltherapie

Die Wirkung der Blutegeltherapie beruht einerseits auf der Blutentziehung, die dem Aderlass gleicht, aber gleichzeitig sondert das Tier ein Sekret ab, welches geschätzt 2000 Bestandteile enthält, die allerdings längst nicht alle identifiziert sind.

Der bekannteste Bestandteil ist das Hirudin, ein Protein, das gerinnungshemmend wirkt, außerdem Eglin, Hyaluonidase, Apyrase, Kollagenase, um einige zu nennen. Die Blutegeltherapie wirkt gerinnungshemmend, lymphstrombeschleunigend, antithrombotisch, immunisierend, krampflösend, schmerzlindernd.

Diese Therapie wird eingesetzt bei Herz-Kreislaufbeschwerden, dickem Blut, Arthrosen, rheumatischen Erkrankungen, Hämatomen,

Prellungen, Tinnitus, Hörsturz, Ischialgie, Gicht, Ulcus cruris, Krampfadern, Trigeminusneuralgie, Morbus Menière, Nebenhöhlenentzündung, Asthma, Furunkel, Karbunkel, Gürtelrose, Immunschwäche, Pilzerkrankungen, Depressionen, postoperativ, Schwerhörigkeit und klinischen Beschwerden.

Die Haut des Patienten wird mit Wasser gereinigt, ohne Seife oder Duftstoffe. Die Tiere werden in ruhiger Atmosphäre in abgedunkelter Umgebung angesetzt, fallen dann nach ½–1½ Stunden von alleine ab, dann bluten die Bissstellen noch viele Stunden nach. Die Blutung soll nicht gestoppt werden, Saugkompressen nehmen die Blutung auf. An der Bissstelle kann eine Rötung auftreten, die mit Notakehl Salbe, Rescue Salbe, Traumeel Salbe, Fenistil Salbe oder Eigenurin wieder verschwindet.

- **Wo werden die Tierchen angesetzt?**
  Die Blutegel werden entweder dort, wo der Schmerz ist, angesetzt oder aber an der zentralen Stelle dem Kreuzbein, und in den allermeisten Fällen zieht man diese Lokalität vor.
- **Wie viele werden angesetzt?**
  Je akuter die Krankheit ist, desto mehr werden angesetzt, je chronischer, desto geringer ist die Anzahl, aber man sollte sie öfter ansetzen.
- **Wie oft und wann werden die Blutegel angesetzt?**
  Vorbeugend genügt 2x im Jahr eine Sitzung. Anders ist es bei einer akuten Erkrankung, da kann man die Tierchen alle 2–3 Tage ansetzen, wenn es sich um starke Schmerzen handelt. Im Normalfall rate ich zu einem zwei- bis 3dreiwöchigem Abstand.
  Die Tierchen setzt man am besten morgens an, damit die größte Nachblutung bis abends vorüber ist. Wenn man die Tiere abends ansetzt, verschmutzt man eventuell das Bett mit Blut.
- **Wann werden keine Blutegel angesetzt?**
  - bei Blutarmut
  - bei schwachem Allgemeinzustand
  - bei Magen- und Zwölffingerdarmgeschwüren
  - bei Blutern
  - bei Einnahme von blutverdünnenden Medikamenten
  - bei äußerst heißem Wetter
  - während der Menstruation

- vor Operationen, wenn ein zeitlicher Abstand nicht mehr gewährleistet ist
- bei extrem starker Narbenbildung (mit den Patienten vorher sprechen)

Was die Nachblutung betrifft, diese soll möglichst lange dauern, desto größer ist der Erfolg. Und wenn die Nachblutung zu stark ist (Blutverdünner z. B.), dann gibt man dem Patienten 3 Globuli Phosphorus D30 oder beziehungsweise bei Neigung zu Narben gibt man Graphites D6 3x je 1 Tablette pro Tag, 2 Tage lang und reibt die Bißstellen mit Rescue Remedy Salbe bzw. frischem Eigenurin ein.

Jeder Blutegel nimmt pro Sitzung ungefähr 5 bis 8 Milliliter Blut auf. Dann kommt beim Nachbluten nochmals 20 bis 40 Milliliter zum Fließen, pro Bissstelle natürlich. Insgesamt verliert ein Patient pro Blutegel zwischen 25 bis 45 Milliliter Blut. Die Blutung verliert man über 24 Stunden, nicht auf einmal.

Das sogenannte dicke Blut wird dünner, Verklumpungen werden aufgelöst, Schlacken ausgeschwemmt, auch noch Tag bis Wochen nach der Sitzung. Das Zwischenzellgewebe wird gereinigt.

Zwei wichtige Diagnosen: Bei der Trigeminusneuralgie setzt man 1 bis 2 Tierchen vor dem Ohr auf der schmerzenden Stelle an. Die Behandlung muss nach 2 bis 3 Wochen wiederholt werden. Bei Schwerhörigkeit wird vor oder hinter dem Ohr ein Blutegel angesetzt, am Mastoid am besten noch ein zweiter. Der Hörtest überzeugt von der Wirkung.

Bei Krampfadern bzw. offenem Bein werden die Tierchen am Kreuzbein angesetzt und bei Venenentzündung direkt in die Nähe des Entzündungsherdes, aber niemals direkt auf die Vene. Die Hilfe lässt nicht lange auf sich warten. Bei Hypertonie wirkt die Blutegeltherapie entkrampfend und säubernd auf die Gefäße. Der Druck gibt oft schon während der Behandlung nach. Die Tierchen werden im Kreuzbein angesetzt oder im Nacken. Die Gefäße, die verengten Venen werden gesäubert und entstaut, das Blut kann wieder besser durchfließen.

Immunschwäche – Vorsorge: Man kann 2x im Jahr mehrere Blutegel im Kreuzbein ansetzen, die Zahl der Tierchen richtet sich nach der allgemeinen Konstitution und dem Gewicht des Patienten.

Bei Wechseljahresbeschwerden werden die Blutegel stets im Kreuzbeinbereich angesetzt. Die Anzahl richtet sich nach der Konstitution der Patientin. Über diese Zonen können fast alle Organe erreicht werden. Bestimmte Zonen der Haut stehen in direktem Zusammenhang mit den einzelnen Organen. Krankheiten der einzelnen Organe äußern sich in vermehrter Übersensibilität der dazugehörigen Zone. Setzt man die Tierchen auf die entsprechende Hautzone, wird das dazugehörige Organ beeinflusst.

Durch die Blutegelbehandlung wird eine Terrainsanierung erreicht. Verklumpungen werden aufgelöst, der Säure-Base-Haushalt kommt in Ordnung.

Die Körpersäfte müssen fließen, das tun sie nach so einer Behandlung, es gibt keinen Stau mehr, das dicke Blut und der Lymphstau werden beseitigt. Die roten Blutkörperchen transportieren wieder den Sauerstoff, so wie es sein soll, die Geldrollenbildung im Dunkelfeldmikroskop ist nicht mehr vorhanden, die Skleroplasten und Pseudokristalle sind verschwunden.

Was diese Tierchen nicht so alles in Fluss bringen!

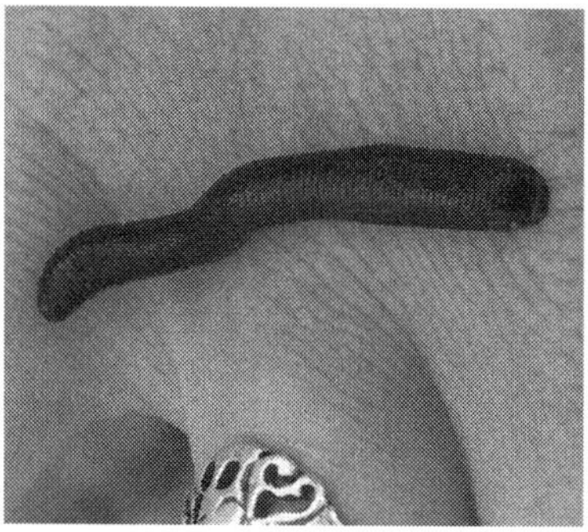

© (Wikipedia) Karl Ragnar Gjertsen. Am Fingergrundgelenk angesetzter Blutegel

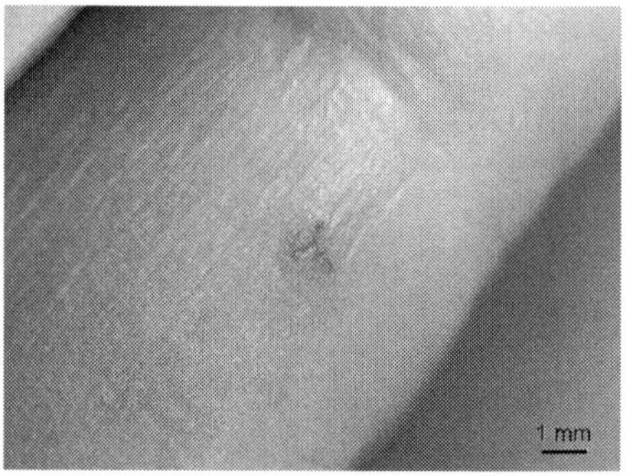

© (Wikipedia) Christian Fischer. Bisswunde eines (mittelgroßen) Medizinischen Blutegels (Hirudo medicinalis) an einem menschlichen Finger – mehrere Stunden nach dem Biss.

Schröpfen

Auch das Schröpfen ist eine Ausleitungsmethode. Schröpf-Gläser gibt es in unterschiedlichen Größen, diese werden beim Trocken-Schröpfen erhitzt und über dem schmerzenden Organ auf die Haut gesetzt, die Gefäße werden besser durchblutet – es besteht ein Unterdruck – das Immunsystem wird angeregt.

Beim **blutigen Schröpfen** verwendet man ein Hämostilett, bzw. einen Schröpfschnepper, es werden durch Einstiche in die Haut Hautpartien über den Schmerzorganen geöffnet, die Glasglocken werden über den Einstichen aufgesetzt, es tritt Blut aus, die Schröpfgläser füllen sich zu ¼ bis 2/3 mit Blut. Durch diesen Reiz wird das Immunsystem angeregt.

Oft ist es besser, die Schröpfgläser nicht direkt über den schmerzenden Stellen, sondern über speziellen Reflexzonen, die den inneren Organen zugeordnet sind, aufzusetzen.

Baunscheidtismus

Die Baunscheidt-Therapie wurde 1840 erfunden: Ein Gewerbelehrer, Carl B., wurde von einer Mücke in seine gichtkranke Hand gestochen, danach verschwanden seine Schmerzen, die zuvor therapieresistent waren. Daraufhin wurde der „Lebenswecker", ein Nadelungsgerät, entwickelt, heute als Vitralisator auf dem Markt. Damit erfolgen Stichelungen in die Haut, der Stichelschmerz wird leichter, indem man tief durchatmet. Anschließend wird die Haut mit einem hautreizendem Öl eingerieben, heute gibt es das früher übliche Crotonöl nicht mehr (krebsfördernd), als Ersatz dienen Nelken- bzw. Wacholderöl. Es entstehen an den gestichelten Stellen oft richtige Eiterungen. Die behandelten Areale werden mit Baunscheidt-Watte oder auch normaler Watte abgedeckt. Die Abdeckung wird entfernt, wenn die Pusteln abgetrocknet sind, Narben bleiben keine.

Ich hatte gute Erfolge bei chronischen Schmerzzuständen wie Neuralgien, Arthritiden, Migräne, bei Bandscheibenschmerzen, HWS-Syndrom und Morbus Menière. Bei Morbus Menière erfolgt die Stichelung im Nacken, auch über dem Mastoid. Auch bei Hypotonie habe ich dieses Verfahren mehrfach eingesetzt, sogar bei akuter und chronischer Bronchitis waren gute Erfolge zu verzeichnen, und mehrere Male bei Schwindel (Nacken).

Hyperthermie

Die Hyperthermie ist immunstimulierend, die Krebszellen werden bei Temperaturen über 41° C geschädigt und Tumorgewebe ist sehr hitzeempfindlich. Die Zellwände verändern sich und so werden die Tumorzellen von dem Abwehrsystem besser erkannt und das Abwehrsystem kann so besser reagieren. Das körpereigene Immunsystem kann mit Hilfe höherer Temperaturen besser arbeiten.

Wenn man einen Infekt hat, erzeugt das Immunsystem ebenso Fieber. Viele Patienten können kein Fieber mehr bekommen und deshalb benutzt z. B. die Biomed Klinik in Bad Bergzabern Geräte, um Fieber zu erzeugen. Früher, als ich als Gastärztin in dieser Klinik war, erzeugte man das Fieber noch mit Bakterien. Diese wurden injiziert, aber wegen eventuellen Nebenwirkungen benutzt man heute nur noch Geräte um Fieber zu erzeugen.

Bei der Ganzkörperhyperthermie arbeitet man mit Temperaturen zwischen 38,5°C bis 40,5°C und bei der regionalen mit 40° C bis 43° C. Der Zustand des Patienten entscheidet, welche Form angewandt wird.

Die Tumorzellen haben eine Tarnfunktion, welche es dem Körper schwer macht, diese zu erkennen und zu bekämpfen. Durch die Hyperthermie entstehen an der Oberfläche der Tumorzellen Hitzeschockproteine, die dem Immunsystem Wegweiser sind und besser angegriffen werden können. Gesunde Stellen werden dabei nicht geschädigt.

Eine Ganzkörperhyperthermiebehandlung dauert etwa 4 Stunden. Es dauert oft eine Stunde, bis die gewünschte Temperatur erreicht ist, diese dann eine Zeitlang gehalten. Anschließend lässt man sie wieder sinken. Dadurch fühlen sich die Patienten müde und schlapp, Infusionen mit Kochsalzlösung helfen zuverlässig.

Die regionale Tiefenhyperthermie dauert nur ungefähr 1 Stunde. Man kann beide Verfahren miteinander kombinieren. Inoperable fortgeschrittene Tumore sind für die regionale Tiefenhyperthermie vorgesehen, als immunstimulierende Therapie wird die Ganzkörperhyperthermie eingesetzt.

In der Biomed Klinik wird die Hyperthermie begleitend zur Chemotherapie eingesetzt. Die Strahlentherapie sowohl die Chemotherapie werden dadurch effektiver, die Nebenwirkungen weniger. Dies ist von großem Vorteil. Die Nebenwirkungen werden minimiert ohne dass der therapeutische Effekt verliert.

Es gibt verschiedene Arten der Hyperthermie:

- Die **Oberflächenhyperthermie** (OHT) – Zur Behandlung von Tumoren der Haut z. B. Melanomen oder auch für Lymphknotenmetastasen.
- **Regionale Hyperthermie** – Der Tumorbereich wird auf 41 ° C bis 42 ° C überwärmt. Leber-, Lungen- und Knochenmetastasen, Tumore im Magen-Darm-Trakt oder im Gehirn usw. fallen in dieses Spektrum.
- **Ganzkörperhyperthermie** (GKHT) – regt die Selbstheilungskräfte an und die Chemo- bzw. Strahlentherapie wirken besser. Der Patient ist in einem Wärmebett und der ganze Körper wird auf 38,5 ° C bis 40,5 ° C erwärmt. Metastasen und Rezidive sollen somit verhindert werden.
- **Kombinierte intrakavitäre Chemo- und Hypothermie (ICHT)** – Metastasen in Körperhöhlen werden auf diese Art behandelt. Beim Blasenkrebs erfolgt die Behandlung über einen Blasenkatheter. Die Dosis des Chemotherapeutikums kann niedrig gehalten werden und die Nebenwirkungen sind geringer.

Die Erfolge waren erstaunlich, ich war als Gastarzt zwei Wochen in dieser Klinik. Die Patienten waren sehr zufrieden. Der Aufenthalt geht zunächst über 10 Tage und wird dann je nach Entwicklung wiederholt.

Die vielen Nebenwirkungen, die man bei der Chemotherapie üblicherweise aushalten muss, fallen dort nicht ins Gewicht. Die Selbstheilung wird angestoßen. Dies ist das Wichtigste. Auch bei Krebs läuft ohne Mithilfe der Selbstheilungskräfte nichts.

Behandlung mit ätherischen Ölen, Wickeln, Tees etc.

Behandlung mit ätherischen Ölen

Ätherische Öle sind Pflanzenextrakte und zählen zu den sekundären Pflanzenstoffen. Die ätherischen Öle befinden sich in den Öldrüsen der Pflanzen. Diese sind in den verschiedensten Pflanzenteilen vorhanden, wie z. B. Blüten, Blättern und Wurzeln. Die Öle sind leicht flüchtig und sind nicht mit den üblichen Ölen vergleichbar. Sie verdunsten rückstandslos. Ätherische Öle werden in der Komplementärmedizin zur Behandlung ganz verschiedener Erkrankungen eingesetzt, sowohl gegen körperliche als auch psychische Beschwerden. Die Öle werden im Folgenden bei rheumatischen Erkrankungen auf der Haut aufgetragen und gelangen somit in den ganzen Körper. Die Behandlung ist risikoarm. Allergiker und Asthmatiker müssen vorsichtig sein.

Ätherische Öle wirken, indem sie die Selbstheilung des Körpers in Gang setzen. Sie sind vielseitig einsetzbar, als Raumbedufter, zur Inhalation, als Badezusatz, zur Mundspülung und auch zum Einnehmen gibt es Rezepturen.

- **Teebaumöl** unterstützt die Selbstheilung, es wirkt entzündungshemmend, antiviral, antimykotisch, antibakteriell und gegen Herpes, Warzen, Pilzinfektionen an den Nägeln und Füßen. Auch bei Blasenentzündungen findet es Anwendung. Ich habe es zusätzlich bei Ohrenschmerzen eingesetzt. Der Erfolg war sehr gut.
- Die **Pfefferminze** kennt jeder, sie hilft bei Müdigkeit, Konzentrationsstörungen, Kopfschmerzen und bei Verdauungsproblemen.
- Auch **Lavendel-Öl** ist bestens bekannt. Zuverlässige Hilfe bietet es bei Unruhe, Einschlafstörungen, bei Panik und bei Alpträumen. Bei Insektenstichen habe ich es oftmals auf die befallene Stelle träufeln lassen.
- **Orangen-Öl** wirkt beruhigend, hat eine aufhellende Wirkung. Maria M. Kettenring beschreibt die Wirkung folgendermaßen:

„Orangen-Öl vermittelt Heiterkeit, Wärme, Unbeschwertheit, macht neugierig und nimmt die Angst vor Unbekanntem."
Es wird außerdem bei Erkältung als Immunstimulanz eingesetzt.

- **Zitronenöl** wirkt fiebersenkend und eignet sich auch als Zugabe bei Wadenwickeln. In der Erkältungszeit bei Abwehrschwäche empfiehlt Maria M. Kettenring einen Zitronenhonig, den ich mit bestem Erfolg eingesetzt habe:
  50 g Akazienhonig
  8 Tr. Zitronenöl
  5 Tr. Cajeput
  Öle im Honig gut verrühren und teelöffelweise in Kräutertee einrühren, schluckweise trinken.
  Alternativ auf ein Stück Brot streichen, langsam kauen und im Mund zergehen lassen, diese Empfehlung stammt auch von Maria M. Kettenring und ist in meiner Praxis lang erprobt. Bei Antriebsschwäche und Konzentrationsmangel hat es bei meinen Patienten schon oft geholfen.
  Ich habe diese Öle auch lange Zeit mit anderen Naturheilmitteln kombiniert, z. B. mit Bachblüten, mit der sanum-Therapie, mit der Eigenbluttherapie und der Horvi-Enzym-Therapie.
- **Palmarosa-Öl**, gewonnen aus einem tropischen Gras, zur Hautpflege bestens geeignet. Bei Schürfwunden, Vaginalmykose, Nagelpilz, Herpes und Windeldermatitis habe ich dieses Öl sowohl kombiniert mit anderen Naturheilmitteln als auch als alleinige Therapie auf Rat von Maria M. Kettenring eingesetzt. Der Erfolg war oftmals verblüffend.
- **Manuka**, mit dem Inhaltsstoff Leptospermusan, ist ein Strauch, welcher in Neuseeland wächst. Manuka-Öl hat eine antibakterielle Aktivität und außerdem eine anthelminthische Eigenschaft. Es wird bei Magen-Darm-Erkrankungen, bei Obstipation und Colitis eingesetzt. Bei allergischer Konjunktivitis und Heuschnupfen allgemein hatte ich gute Erfolge mit diesem Öl. Auch bei allergischen Hauterkrankungen hilft es gegen den Juckreiz. Bei Schuppenflechte ist es auch hilfreich.
- **Cajeput** ist ein Myrtengewächs, in den asiatischen Ländern sehr bekannt. Es ist ein keimtötendes Öl, welches in der Kinderheilkunde Einsatz findet. Es ist fiebersenkend, schleimlö-

send, entzündungshemmend und schmerzlindernd. Bei Halsschmerzen, Ohrenschmerzen und Zahnschmerzen sowie als Wickelzusatz findet es Einsatz. Auch bei Neuralgien und Gelenkschmerzen hilft es hervorragend.

Nun zu den wichtigsten Ölen, den **Baumölen**, diese sind ganz besondere Öle. Nadelbaumöle stärken das Immunsystem, sie regen die Selbstheilungskräfte auf ganz besondere Weise an.

- **Eukalyptusöl** der Eukalyptusbäume steckt in den Blättern und hilft bei Bronchitis, Husten, Nebenhöhlenentzündung, es fördert die Konzentration.
- **Zirbelkieferöl** stärkt die Nerven und beruhigt. Es gibt Schutz vor intensiver Sonneneinstrahlung.
- **Sandelholzöl** hilft bei Entzündungen der Haut, z. B. bei Juckreiz. Es ist Körper- bzw. Massageölen beigemischt.
- **Latschenkieferöl** – das ätherische Öl dieses Baumes hilft bei Atemwegserkrankungen und überall zur Verbesserung der Durchblutung. Schmerzen im Rücken und in den Muskeln werden gebessert. Bei der Massage leistet es gute Dienste, auch als Badezusatz.
- **Gelenköl** nach F. Viehauser s. Seite 141

Ausleitend wirkende Anwendungen

Weitere Anwendungen, die ausleitend wirken, die Säure und Giftstoffe aus dem entsprechenden Gebiet ausleiten und damit die Schmerzen reduzieren. Es handelt sich um die Wickel, welche mit **Heilmitteln** versehen werden und sowohl dadurch als auch durch die **physikalische Wirkung** von Wärme entkrampfend und schmerzlindernd wirken. Auch kalte oder kühle Wickel entspannen und wirken entzündungshemmend. Es folgt eine Beschreibung der einzelnen Wickel mit den dazugehörigen Indikationen.

Kneipp-Wickel

Es gibt Wickel, welche nur mit **heißem oder kaltem Wasser** zur Anwendung gebracht werden, **ohne** Zusätze, das sind die Kneipp-Wickel.

Bei Fieber, meist bei Kindern, kommen diese als **Wadenwickel** zum Einsatz. Das Wasser sollte dann zimmerwarm sein. Tauchen Sie die Leinentücher, vielleicht Geschirrtücher, ins Wasser, wringen diese aus und wickeln sie um die Waden. Dann geben Sie darüber ein trockenes Frottiertuch und darüber ein Wolltuch. Diesen Vorgang können Sie einige Male (3–4x) im Abstand von 15 Minuten oder auch ½ Stunde wiederholen, wenn die Wickel warm geworden sind.

Aber: Wenn die Füße kalt sind, dann legen Sie bitte keine Wadenwickel an oder sorgen erst für warme Füße. Der Patient sollte genügend trinken, der Erfolg bleibt nicht aus. Die Fiebersenkung tritt sehr schnell ein.

Quarkwickel

Bei Halsschmerzen und Schluckbeschwerden rate ich zu Quarkwickeln. Auch bei Brustentzündung, Verstauchungen, Bronchitis und Gelenkentzündungen helfen Quarwickel besonders gut.

Quark kühlt und lindert somit die Entzündung. Aus der entzündeten Stelle wird die Hitze rausgezogen, der Schmerz lässt somit nach.

Kamillenwickel

So geht's: Kamillentee kochen und ein Stofftaschentuch bzw. ein Geschirrtuch mit diesem Tee tränken. Darüber kommt ein zweites Tuch und darüber noch ein Frottiertuch oder ein Schal. Der Wickel bleibt ca. eine Stunde liegen.

Er eignet sich besonders gut als Bauchwickel bei Völlegfühl, Krämpfen und Schmerzen. Eine Blinddarmentzündung muss vorher abgeklärt bzw. ausgeschlossen werden, sonst wird diese durch die Wärme verstärkt.

Eukalyptus-Auflagen

Eukalyptus-Wickel sind bei Bronchitis und Blasenentzündung hervorragend geeignet. In meiner 50-jährigen Praxis habe ich bei rezidivierenden Harnwegsinfekten diese Wickel stets mit bestem Erfolg eingesetzt.

Die Schmerzen bei Blasenentzündung können im ganzen Unterleib sein, mal stechend, mal krampfartig oder oftmals brennend. Geben Sie 8–10 Tropfen Eukalyptusöl auf ein Stofftaschentuch, erwärmen dieses und legen es auf die schmerzende Stelle, etwa 12 Minuten lang. Danach soll der Patient noch ca. 20 Minuten ruhen. Die Eukalyptus-Auflage soll natürlich mit einem zweiten Tuch (Frottiertuch) abgedeckt werden.

Meerrettich-Auflagen

Bernadette Bächle-Helde empfiehlt Merrettich-Auflagen bei Nebenhöhlenentzündungen, Kopfschmerzen und Migräne. Sie empfiehlt ein Stück Meerrettichwurzel zu reiben, in ein Tuch zu wickeln und auf die HWS zu legen. Dieses Meerrettichpäckchen soll nur einige wenige Minuten liegen bleiben, nach spätestens 8 Minuten soll es wieder entfernt werden, da Meerrettich sehr, sehr scharf ist und die Haut reizt. Vorsicht bei empfindlicher Haut!

Ich habe selbst Meerrettich-Auflagen immer wieder bei Nebenhöhlenentzündungen eingesetzt. Der Erfolg war verblüffend.

Kühl-feuchte Wickel

Kommen bei Halsschmerzen in Betracht. Dabei wird das Innentuch in kaltes Wasser getaucht, weitere Vorgehensweise wie bei einem Wadenwickel. Der Wickel bleibt ca. 30 Minuten liegen und kann dann nach einigen Stunden wiederholt werden.

Kirschkernkissen

Ich möchte auch das **Kirschkernkissen** erwähnen. Es ist Ersatz für die gute alte Wärmflasche. Kleinkinder und alte Leute sind über die sanfte, entspannende Wärme stets sehr erfreut. Das Kirschkernkissen ist für akute Entzündungen geeignet, da man es als kalte Auflage verwenden kann, aber genauso geeignet ist es als Wärmespender. Bei Kindern mit Nabelkoliken, Blähungen und Verstauchungen leistet es gute Dienste, ältere Leute profitieren z. B. bei Rückenschmerzen auch von dieser angenehmen Wärme. Kirschkernkissen gibt es in Drogerien, Reformhäusern oder Apotheken zu beziehen.

Man erwärmt die Kissen in irgendeiner Wärmequelle (z. B. Ofen bzw. Backofen) oder steckt es in die Mikrowelle (nur kurz, und 1 Glas Wasser dazu wegen der Brandgefahr). Man legt es dann auf das kranke Organ.

Bei Zahnschmerzen, Sonnenbrand oder anderen akuten Entzündungen gibt man es, bevor man es auflegt, in die Gefriertruhe (Dauer: einige Stunden).

Heublumen-Auflagen

Heublumen-Kissen sind sehr vielseitig verwendbar. Diese Kissen sind in der Apotheke erhältlich.

So geht's: Sie benötigen einen Topf mit heißem Wasser und einen Siebeinsatz. Die Temperatur muss gut warm sein. Das Kissen wird im Dampf auf dem Siebeinsatz erhitzt. Dann wird das Kissen auf die Schmerzzone gelegt und bleibt solange liegen, wie es als warm empfunden wird. Natürlich müssen Sie das Kissen abdecken und mit einem Außentuch befestigen.

Heublumen werden auch „das Schmerzmittel von der Wiese" genannt. Sie helfen bei Rückenschmerzen, akuten und chronischen (bei hochentzündlichen Schmerzen sind kalte Auflagen ratsam). Sehr häufig habe ich die Heublumen-Säckchen bei Krämpfen im Bauch, bei Niereninsuffizienz zur besseren Durchblutung und bei Leberfunktionsstörungen und bei Blasenentzündung eingesetzt. Bei Patientinnen, welche über **Blasenkrämpfe** klagten, half es prompt.

Überall, wo Wärme gut tut, ist eine Heublumen-Auflage angebracht. Bei chronischen Neuralgien hat sich das Heublumen-Kissen in meiner Praxis als sehr hilfreich erwiesen. Nach Bernadette Bächle-Helde und Ursel Bühring helfen die Heublumen-Auflagen auch beim akuten Gichtanfall, dann natürlich in kühler Form. Es ist einen Versuch wert.

Kartoffelsäckchen

Auflagen mit heißen gekochten und ungeschälten, zerdrückten Kartoffeln sind sehr zu empfehlen bei Bauchschmerzen, Bronchitis, Arthrose und Halsschmerzen. Man hüllt die zerdrückten, etwas abgekühlten Kartoffeln in ein Papiertuch und legt das Kartoffelsäckchen auf die schmerzende Stelle. Dauer ca. 1 Stunde. Bevor man die Kartoffeln auflegt, muss man die Temperatur überprüfen, damit die Haut nicht verbrennt. Das Säckchen muss auf die Innenseite des Unterarms gelegt und dort als angenehm warm empfunden werden.

Gekochte Kartoffeln kühlen nur langsam ab, die Kartoffeln sind gute Wärmespeicher.

Die Kartoffelauflage zieht die Säure aus der entzündeten Stelle, und da „die Säure die Mutter des Schmerzes" ist (Johann Abele), lässt der Schmerz sehr schnell nach.

Bei Verstauchungen, Gelenkschmerzen, Halsschmerzen und Rückenschmerzen lösen sie Verspannungen und wirken entzündungshemmend.

Die Kartoffel reguliert den Säure-Base-Haushalt und ist ein ganz besonders basisches Lebensmittel. Die Heilkraft der Kartoffel durfte ich in der Buchinger Klinik (Fastenklinik) kennenlernen.

Heilerde

Heilerde-Pulver aus dem Reformhaus oder der Apotheke ist sehr gut verträglich, innerlich wie äußerlich. Heilerde wirkt entzündungshemmend, abschwellend und damit schmerzlindernd. Fügt man der Heilerde frischen oder alten Urin zu, ist das Ergebnis noch besser (siehe Eigenurintherapie S. 50)

Und so geht's:

Heilerde Pulver wird in einer Schüssel mit Wasser angerührt. Ein Brei, welchen man auf einen Stofflappen streichen kann, soll entstehen.
Dieser Brei kühlt und bei allen Sportverletzungen ist diese Auflage angezeigt. Man kann die Heilerde-Auflage solange liegen lassen wie diese gut tut und so oft anwenden wie erwünscht.
Innerlich angewandt hilft Heilerde bei Sodbrennen, Blähungen und Durchfall.

Zitronenwickel

Bei Halsschmerzen, Heiserkeit, Pharyngitis oder Tonsillitis, in jedem Fall hilft die Zitrone bzw. der Zitronenwickel.

Und so geht's:

Man schneidet die Zitrone in Scheiben, wickelt die Scheiben in ein Tuch und legt das Tuch um den Hals. Zum Abdecken wird noch ein Schal benötigt. Die Zitrone wirkt stark entzündungshemmend. Sie zieht die Giftstoffe aus dem entzündeten Gewebe. Der Wickel bleibt ca. 30 Minuten liegen, dann bitte entfernen und wegen der eventuell hautreizenden Stoffe am nächsten Tag erst wiederholen.
Es empfiehlt sich, über 2–3 Wochen morgens nüchtern Zitronensaft zu trinken, er neutralisiert die überschüssige Säure. Dies ist ganz wichtig, denn, wie wir wissen, „die Säure ist die Mutter des Schmerzes" (Johann Abele).

Senfwickel

Bei Bronchitis und Sinusitis wirkt Senfmehl durchschlagend.

Und so geht's:

100 g Semen sinapsis nigra Pulver aus dem Reformhaus oder der Apotheke besorgen, mit warmem Wasser (nicht zu heiß) anrühren, sodass ein Brei entsteht, und diesen auf ein dünnes Tuch (Geschirrtuch, Taschentuch) streichen. Ein weiteres Tuch wird benötigt, damit ein Päckchen geformt werden kann. Legen Sie dies auf die Brust und fixieren es mit einem Außentuch.
Senfauflagen werden nach einigen Minuten (maximal 10 Minuten) wieder entfernt und nur 1x am Tag angelegt. Nach 2 Wochen eine lange Pause machen. Behandeln Sie die Haut mit einem Pflegeöl nach.
Husten und Bronchitis bessern sich sehr schnell.

Kohlwickel

Kohl hilft bei chronischen Gelenkentzündungen und Gicht.

Einige Kohlblätter sollen entnommen und ausgewalkt oder auf eine andere Weise gequetscht werden, damit der wertvolle Saft austritt. Dann werden die Kohlblätter am besten dachziegelartig übereinander auf das schmerzende Gelenk gelegt. Darüber wird ein Tuch gelegt und die Auflage wird mit einem 2. Tuch fixiert.

Man kann die Kohlblätter einige Stunden auf dem Gelenk belassen.

Kohl lindert Entzündungen und somit Schmerzen und leitet Giftstoffe aus tiefer gelegenem Gewebe aus. Kohl sollte als Vorbeugung gegen Krebs gegessen werden (mindestens 2–3x pro Woche)

Schulter-Nacken-Auflage

Die Auflage mit einer speziellen Füllung aus Dinkelspelz und Roggen sorgt für wohltuende und entspannende Wärme im Schulter- und Nackenbereich. Sie lässt sich auf der Wärmeplatte, dem Kachelofen oder Backofen gut erwärmen. Die separat erhältliche Flanellhülle ist waschbar. Die Auflage benötigt keine Befestigungshilfen.

Kuschelkissen

Dieses Kissen ist mit Heilwolle oder Dinkel gefüllt und bei allen Kindern beliebt. Die Kissen können je nach Verwendungszweck „beduftet" werden. Dazu wenige Tropfen eines ätherischen Öls oder einer Aromamischung auf ein Papiertaschentuch träufeln und ins Kissen stecken oder Heilkräuter einfüllen.

Die Alternative zur Wärmflasche und eine empfehlenswerte Ergänzung zu den entspannenden, wärmenden Wickeln.

Und so geht's:

Die Dinkeleinlage kann bei 100 ° C ca. 5–10 Minuten im Backofen auf Körpertemperatur erwärmt werden. Auf keinen Fall in der Mikrowelle erhitzen!

Heilwolle – wohltuende Wärme

Heilwolle ist reine, einmal gewaschene, unversponnene Schafwolle aus überwiegend biologischer Tierhaltung. Sie schenkt wohlige und lindernde Wärme und unterstützt die heilsame Wirkung von Wickeln und Aromamischungen.

⚠ Vorsicht: Heilwolle nicht bei Schafwollallergie, allergischer Grundkonstitution oder auf offener Haut anwenden.
Die Heilwolle sollte mit Seide, Leinen oder Verbandmull umhüllt oder mit einer Kissenhülle versehen werden.

Ohrkompresse

Mit einer fertig gekauften, kinderleicht anwendbaren Ohrkompresse können Sie Naturmittel wie Zwiebel, Heilwolle oder Heilkräuter am Ohr befestigen. Es gibt hierzu Stirnbänder, Mützen oder ein Ohrwickelstirnband.

Und so geht's:

Kompresse mit etwas Heilwolle und einer angewärmten Zwiebelscheibe von ca. 2–3 cm Durchmesser befüllen. Auf die Zwiebel werden Aromamischungen aufgetragen.

Bauchwickel

Bauch-, Leber- und Leibwickel gehören traditionell in den Bereich der Naturheilkunde und werden bei Fastenkuren, zur Stärkung und Anregung der Entgiftungsarbeit der Leber sowie zur Stoffwechselanregung erfolgreich eingesetzt. Klassische Wickel werden im Zug- und Gegenzugverfahren angelegt. Bauchwickel werden schon für die Kleinsten eingesetzt, als entspannende Auflage bei Blähungen, Dreimonatskoliken, zur Schlafförderung; man kann auch feucht-warme Wickel verwenden.

Und so geht's:

Vor dem Auflegen des Wickels können Sie Aromaöleinreibungen sparsam auftragen. Eine Innentasche mit Heilwolle bzw. mit Zusätzen füllen und direkt auf die Haut legen. Zusätzliche Wärmespender in Form von Wärmekissen, Heilwolle oder Moorkissen finden in einer Innentasche Platz. Dauer der Anwendung: Solange der Wickel als angenehm und warm empfunden wird.

Bienenwachswickel

Im Handel kann man ein sogenanntes Bienenwachswickelset erstehen, das als Naturprodukt sehr wohltuende, lindernde Wärme bei Husten und Erkältungen eingesetzt wird. Ebenso kann dieses Set bei Verspannungen, Ischiasbeschwerden sowie Muskel- und Gelenkschmerzen als wohltuendes Hausmittel angewendet werden,

Venenwickel

Ein Leinentuch mit den individuell ausgewählten Zusätzen tränken, auf ein weiteres Leinentuch legen und um das entsprechende Bein wickeln. Hilfreich und wohltuend bei schweren Beinen, Krampfadern sowie leichten Sportverletzungen.

Pulswickel

Diese Wickel sind besonders wohltuend bei kalten Händen (auch an gesunden Tagen). Sie werden traditionell angewandt zur Kreislaufstärkung und zur sanften Fiebersenkung – sie werden schon bei den Kleinsten eingesetzt.

Bäder – Inhalationen

Bäder sind sehr intensiv in ihrer Wirkung. Es gibt Vollbäder oder Teilbäder z. B. Sitzbäder, Handbäder, Fußbäder und auch Halbbäder. Die Bäder können warm sein, 36 ° C bis 38 ° C, oder kalt: 4 ° C bis 18 ° C, Wechselbäder, warm-kalt, und wärmeansteigende Bäder. Die

Dauer der Bäder ist unterschiedlich, warme Bäder können ungefähr 15 Minuten dauern.

- Die wechselwarmen Bäder dauern warm ungefähr 5 Minuten, kalt 10 Sekunden. Die Anwendungen stets mit kalt beenden.
- Kalte Bäder dauern zwischen 6 und 30 Sekunden, je nachdem wann die Kälte als Schmerz empfunden wird.
- Wärmeansteigende Bäder dauern ungefähr ½ Stunde, solange sie als angenehm empfunden werden.
- Badezusätze sind Lavendelöl zum Beruhigen, Heublumen als Entspannung, Rosmarin bei Hypotonie und zur Durchblutungsförderung.
- Inhalationen werden mit kochendem Wasser und Kamille bzw. Thymianöl als Zusatz gemacht. Sie helfen bei Husten, Nebenhöhlenentzündungen und Erkältung allgemein.

Verschiedene Tees

- Ingwertee mit Honig erwärmt, Lindenblütentee wirkt schweißtreibend und bakterientötend, Holunderblütentee wirkt fiebersenkend und schweißtreibend.
- **Nierensteintee** nach Prof. Müller bewirkt den Abgang der Steine. Rezept s. Seite 138.
- **Diabetes Tee** nach F. Viehauser. Rezept s. Seite 139.
- **Nierentee** nach Prof. Müller. Rezept s. Seite 138.
- **Basentee** nach Dr. Rau. Rezept s. Seite 138
- **Blasenteemischungen**. Rezepte s. Seite 137
- **Teemischungen bei Schlafstörungen** nach Harald Krebs, Heilpraktiker. Rezepte s. Seite 140.

Fasten

Fasten hat eine uralte Tradition. Vor zehntausend Jahren wurde schon gefastet. In den großen Weltreligionen kommt Fasten heute noch vor und ist ein wesentlicher Bestandteil; erwähnt sei hier der Buddhismus, das Christentum, der Islam und das Judentum. Durch das Fasten wird der gesamte Organismus entsäuert, alle Körpersäfte fließen wieder besser, voran das Blut und die Lymphe. Die Geldrollenbildungen der roten Blutkörperchen lösen sich wieder auf, sonstige Eindickungen von Blut und Lymphe verschwinden. Im Dunkelfeldmikroskop sind nach dem Fasten keinerlei Stauungszeichen bzw. Eiweißverdichtungen wie Filite oder Mucor-Symplasten mehr zu sehen, auch keine Thrombozytenaggregationen mehr. Die Eiweißspeicher werden entleert. Auf diese Weise wirkt das Fasten dem Herzinfarkt, der Hypertonie und weiteren Gefäßprozessen sowie Entzündungen entgegen. Auch die Gefäßwände, die durch Arteriosklerose ihre Elastizität verloren haben, werden wieder funktionsfähiger, die Verhärtung wird durch das Fasten weniger. Weitere Gefäßprozesse – wie Tinnitus, Hörsturz und Migräne – verschwinden durch das Fasten, Blutdruckwerte purzeln, auch der erhöhte Augeninnendruck reagiert, Glaukomanfälle verschwinden.

Das strenge Fasten bedeutet Verzicht auf jegliche Nahrung. Dies können Sie zuhause über einige Tage durchziehen, ansonsten gibt es Fastenkuren bei Dr. Buchinger usw. Es gibt weitere Fastenarten, z. B. das 24-Stunden-Fasten oder das Morgenfasten, welches bedeutet, dass der Mensch morgens bis zur Mittagszeit auf Nahrung verzichtet, da morgens sowieso die Ausscheidungsphase im Körper abläuft und diese durch das Morgenfasten unterstützt wird. Man kann unterstützend Basentee (Kräutertee) oder auch Basentee nach Dr. Rau trinken (siehe Teemischungen ab S. 137).

Das sogenannte Morgenfasten muss über einen langen Zeitraum (6–12 Monate) durchgehalten werden, um Erfolge zu erzielen.

Es gibt auch das sogenannte Teilfasten, das Eiweiß-Fasten. Manchmal kann man das strenge Fasten nicht einplanen, da kann man auf das Eiweiß-Fasten ausweichen, d. h. man isst über 2–3 Wochen ausschließlich rohes Obst. Damit werden die Eiweißspeicher entleert. Dieses Eiweiß-Fasten eignet sich ebenso gut als Auftakt zur Ernährungsumstellung. Der Verzicht auf jegliches tierisches Eiweiß lässt wieder mal die Körpersäfte fließen, der Organismus erholt sich. Gefäßerkrankungen werden weniger und verschwinden ganz, wenn die Ernährungsumstellung dem anfänglichen Fasten folgt. Außerdem regt Fasten den Körper an, entzündungshemmende Stoffe auszuschütten.

Und nun ein paar Überlegungen, wie man das Fasten erfolgreich unterstützen kann: Ganz wichtig ist die körperliche Bewegung, denn man schwitzt und scheidet so Giftstoffe über die Haut aus, die Durchblutung wird auf die Weise verbessert.

Die Ausscheidungsorgane, die Nieren, der Darm und die Leber sollten angeregt werden. Die Nieren können durch Nierentee Unterstützung finden (siehe S. 138).

Homöopathisch kommt bei Bedarf Natrium chloratum D6 bzw. Solidago virgaurea D6 in Frage.

Die Leber, das größte Entgiftungsorgan in unserem Körper, soll auch entlastet werden. Trinken Sie Lebertee, welchen Sie auch mit dem Nierentee mischen können (siehe S. 140).

Und nach dem Fasten empfehle ich eine Ernährungsumstellung.

Milieusanierung bzw. Regulation des Säure-Base-Haushalts

Das Säure-Basen-Gleichgewicht steht im Vordergrund. Blut und Urin haben den gleichen pH-Wert, das Gewebe reagiert gegensätzlich. Wenn das Blut mit seinem pH-Wert leicht im alkalischen Bereich liegt, handelt es sich beim Gewebe bereits um eine massive Übersäuerung. Akute wie auch chronische Erkrankungen werden stets von einer mesenchymalen Azidose begleitet. Der Blut-pH-Wert ist im alkalischen Bereich erhöht. Daraus entwickelt sich eine niedrigere Abwehr. Auf dem Boden eines entgleisten Stoffwechsels bilden sich akute sowie chronische Erkrankungen. Wenn man die Ernährung umstellt, wie im nächsten Kapitel beschrieben, erreicht man einen ausgeglichenen Säure-Basen-Haushalt.

Es gibt allerdings auch gute Präparate z. B. der Firma sanum, welche unterstützend wirken und nur anfangs ihren Einsatz finden sollten. Es handelt sich um die Basenmischung alkala-"N", welche im Magen-Darm-Trakt Sodbrennen und Blähungen beseitigt, weiterhin Citrokehl, welches der Alkalisierung des Blutes entgegengewirkt. Bei Citrokehl handelt es sich um Acidum citricum (Zitronensäure) in der Potenz D10, D30, D200.

Und ein sehr wirksames Präparat ist außerdem sanuvis mit L-(+) Milchsäure als Bestandteil. Diese Arznei reguliert den pH-Wert des Blutes und des Gewebes. Acidum L(+)-lacticum liegt in jeder Tablette bzw. in den Tropfen in D4, D6, D12, D30, D200 vor, sanuvis ist in Tropfen, Tabletten und Ampullen erhältlich, in Salbe als sanuvis D1.

Alkala-N wird schluckweise – 1 Messlöffel Pulver in ½ Tasse Wasser gelöst – über den Tag verteilt getrunken; oder man macht ein Fußbad von 20–30 Minuten und gibt ½ Esslöffel Pulver ins heiße Wasser. Die Wassertemperatur sollte ca. 37 ° C haben.

Bei sanuvis werden 3x 60 Tropfen eingenommen, bzw. 1–3x pro Tag 1 Tablette mit ausreichend Flüssigkeit geschluckt. Man kann auch 1–3x pro Woche 1 Ampulle intramuskulär spritzen.

Citrokehl liegt in Tablettenform, Tropfen und als Injektionslösung vor. Die Dosierung erfolgt nach Anweisung.

Den Basentee nach Dr. Rau alle 2 Tage trinken (siehe Seite 138).

Diese Arzneien können Sie über 6 Wochen zur Anwendung bringen und dazu basenüberschüssige Lebensmittel essen. Das tut Ihnen sehr gut.

Basische (bzw. basenüberschüssige) Lebensmittel

- Pellkartoffeln, Gemüse, Obst, Salat, Honig
- Frischkost, Vollkornbrot
- Natursaure Nahrungsmittel wie Weißkäse, Dickmilch, Joghurt, Milch (¼ l), rohes Sauerkraut, saure Gurken und saure Bohnen. Zitronen und säuerliches Obst erhöhen den Basenvorrat. Diese Nahrungsmittel enthalten organische Säuren, die zu Kohlensäure abgebaut und dann ausgeatmet werden. Zurück bleibt der Basenanteil.
- Ganz wichtig: Kastanien (-mehl, -brot)
- Milchprodukte dürfen nur ganz sparsam verwendet werden

In einem Körper, in dem sich der Säure-Base-Haushalt im Gleichgewicht befindet, können sich die Selbstheilungskräfte besser entfalten, das habe ich sogar über Jahrzehnte bei den homöopathischen Einzelmitteln beobachtet.

5 Die chronischen Miasmen

Immer mehr chronische Erkrankungen, die wir nicht erklären und heilen können, plagen die Menschen. Denken wir doch an die Allergien, Infektionen durch Bakterien und Pilze sowie an die Autoimmunerkrankungen und nicht zuletzt an die chronische Blasenentzündung. Sie ist ein Beispiel dafür, wie wenig wir über die Ursache vieler moderner Krankheiten wissen. Die Patienten bekommen ein Antibiotikum und nach 4–8 Wochen melden sich die Bakterien schon wieder an diesem Ort, und das nächste Antibiotikum ist fällig. Oftmals müssen Patienten das Antibiotikum über 1–1½ Jahre schlucken und sie sind dennoch nicht geheilt. Das grundlegende Übel, das krank machende Agens, ist nicht entdeckt. Bei den Allergien und den Autoimmunerkrankungen sieht es genauso aus. Eine Heilung ist nicht in Sicht.

Irgendeine krankmachende Schwäche, die hinter den Symptomen steckt, muss es geben. Und so ging es auch schon Hahnemann, dem Begründer der Homöopathie. Er störte sich damals daran, dass die Krankheiten, welche er mit dem sorgfältig ausgewählten homöopathischen Konstitutionsmittel, dem Similimum, behandelte, verschwanden, aber dennoch nach einer gewissen Zeit immer wiederkehrten. Hahnemann forschte weiter, wie er dem Menschen besser und anhaltend helfen könne. Er fand heraus, dass jeder von uns eine tiefe krankmachende Schwäche von Geburt an in sich trägt, und diese Schwäche nannte er Miasma.

Hahnemann entdeckte, dass viele Krankheiten in Beziehung zueinander stehen, dass die Wurzeln bei den Vorfahren zu suchen sind, denn auch diese hatten das gleiche krankmachende Miasma, sie litten manchmal nur unter anderen Symptomen. Einem Hautausschlag, einer Allergie – z. B. Heuschnupfen – bzw. einer Bronchitis, liegt dasselbe krankmachende Agens zu Grunde, das Miasma.

Die oben genannten Symptome sind nur verschiedene Ausdrucksformen dieser tiefen krankmachenden Schwäche, die wir alle von Geburt an in uns tragen, dem Miasma.

Hahnemann stieß bei seiner jahrelangen Forschung auf 3 Miasmen, dem psorischen, dem sykotischen und dem syphilitischen Miasma; ein weiteres, sehr wichtiges Miasma ist das tuberkulinische, was erst später dazukam, aber indirekt auch auf Hahnemann zurückgeht, da es eine Verschmelzung vom psorischen und syphilitischen Miasma darstellt.

An den Folgen des tuberkulinischen Miasmas leiden sehr viele Patienten. Auf dem Boden der Tuberkilinie entstehen aggressive Erkrankungen, oft mit heftigen Schmerzen – wie z. B. Neuralgien – verbunden.

Nun zu den einzelnen Miasmen, die auf Hahnemann zurückgehen.

Die Psora

Psora bedeutet Juckreiz. Das Symptom spielt sich auf der Haut ab, oft ist ein Ausschlag vorhanden. Die Psora nennt Hahnemann das Grundmiasma, von dem wir alle infiziert sind. Die Symptome, die dieses Miasma hervorbringt, spielen sich natürlich nicht nur auf der Haut ab. Der Hautausschlag ist nie eine eigenständige Erkrankung, die Ursache ist stets im Inneren zu suchen. Die Psora, das tausendköpfige Ungeheuer, von dem wir alle infiziert sind, ist die Ursache aller Krankheiten. Weitere Ausdrucksformen der Psora sind Heuschnupfen, Schweißausbrüche (Achselschweiß), Allergien, Durchfall, neurovegetative Symptome wie schlechter Schlaf, Wetterempfindlichkeit, Geräuschempfindlichkeit, Migräne, große Unruhe, Hyperaktivität und Depressionen. Psorische Menschen sind nervenschwach, reizbar. Kinder sind hyperaktiv.

Ich habe bei psorischen Menschen immer wieder einen Verarmungswahn bei genauer Anamnese finden können. Es sind Geschäftsleute, welche vom Ruin erzählen und in Wirklichkeit sehr vermögend sind. Man muss in diesen Fällen oftmals die Angehörigen fragen, um ein genaues Bild zu bekommen.

Psorische Menschen häufen gerne Besitz an, sie sind oft Sammler und können sich schwer von materiellen Gütern trennen. Zugluft, Durchzug, Föhn und Wetterwechsel sind häufige Themen. Kreislaufstörungen, verbunden mit kalten Händen und Füßen, Schnupfen, rote Augen, entzündete Schleimhäute aller Körperöffnungen, Bettnässen und Zähneknirschen sind häufig vorkommende Symptome bzw. Krankheiten. Die Körperhaltung ist oft schlecht, die Schultern hängen, diese Menschen lehnen sich immer irgendwo an. Prä- und postmenstruelle Beschwerden kommen häufig vor.

Psorische Menschen sind empfindsam, aber auch empfindlich. Sie sind gereizt und reizbar, störbar und schnell beleidigt. Sie sind als Schüler gut und in ihrem Beruf sind die Menschen tüchtig. Es sind freundliche, liebenswerte Menschen, vor ihnen braucht man keine Angst zu haben. Ihre Nervosität erscheint auf der Haut als Juckreiz, manchmal bekommt ein psorischer Mensch auch Durchfall oder Herzrhythmusstörungen, wenn er sich aufregt oder erschreckt. In den Wechseljahren leiden psorische Patientinnen an Schweißausbrüchen.

Weitere Symptome psorischer Menschen sind: Schwindel (alle Arten), Haarausfall und frühzeitiges Ergrauen der Haare, Kopfschweiß und auffallend rote geschwollene Lippen. Psorische Patienten sind oft kurzsichtig, Katarakt und Glaukom kommen häufig vor. Psorische Kinder leiden unter Nasenbluten, welches sich schlecht stillen lässt. Bei Säuglingen und Kindern fällt der große Kopf auf. Rachitis ist auch ein Thema bei Kindern. Konzentrationsschwierigkeiten fallen bei den Kindern auf. Unfreiwilliger Harnabgang wird sowohl bei Kindern als auch bei Erwachsenen beobachtet. Enuresis nocturna ist ein Thema bei psorischen Kindern. Wurmbefall kommt immer wieder vor. Hämorrhoiden und Hernien trifft man bei diesem Miasma an.

Auffallend ist der unnatürliche Hunger, hauptsächlich nachts. Nervöse Tics, Neuralgien sind weitere Themen. Psorische Patienten haben Verlangen auf Süßes, essen gerne scharf, auch sauer und pikant, sie haben eine Vorliebe für Rohkost. Fette Speisen vertragen sie nicht.

Wenn bei einem Patienten eine psorische Belastung gefunden wird, dann muss auf jeden Fall die Nosode Psorinum in einer Hochpotenz zum Einsatz kommen.

Die Sykose – oder das sykotische Miasma

Eine unterdrückte Tripperinfektion macht den Patienten für ganz bestimmte Krankheiten anfällig. Die Tripperinfektion kann bei ihm selbst oder bei seinen Vorfahren vorgekommen sein.

Beginnen wir bei den Kindern:

Kinder, die auf die Welt kommen, leiden oftmals unter der Diagnose Ophtalmia neonatorum. Gelbgrüner Eiter läuft aus deren Augenwinkel. Hasenscharte, Nierenreflux, Turnersyndrom und Mongolismus sind Themen vom sykotischen Miasma. Solche Kinder haben oftmals 1 Organ zu viel gegenüber den syphilitischen Neugeborenen, die dann nur 1 Niere haben, während die sykotischen Kinder 3 Nieren mit auf die Welt bringen oder 6 Zehen an den Füßen.

Leistenhernie, Nabelbruch und Hydrocele sind weitere Merkmale. Der plötzliche Herztod bei Säuglingen hat seine Wurzeln im sykotischen Miasma. Auch angeborene Herzfehler sind nicht selten. Wenn die Kinder dann aufwachsen, leiden sie manchmal an rezidivierenden Nephritiden.

Die Haut ist ein weiteres Thema, diese bringt folgende Symptome hervor: Hämangiome, Muttermale, Warzen, Dornwarzen, später Psoriasis und trockene Ekzeme. Beim sykotischen Miasma juckt nichts, bei der Psora ist immer ein recht starker Juckreiz vorhanden. Pigmentflecken und Vitiligo kommen bei der Sykosis vor. All diese Hautsymptome sollen niemals unterdrückt werden, weder mit Tinkturen oder Salben behandelt noch entfernt werden. Hautausschläge sind immer eine Möglichkeit der Reinigung. Die Lebenskraft des Menschen ist noch stark genug, um die Giftstoffe auszuleiten. Jeder Hautausschlag ist eine große Erleichterung für den Gesamtorganismus. Seien Sie dankbar um jede Hautunreinheit. Wenn Sie dem Körper dieses Ventil nehmen, wird er mit Sicherheit auf der tieferen Ebene krank, dort wo seine Schwachstellen sind.

Wenn Sie dem psorischen Patienten die Warzen entfernen oder diese auch mit Chelidonium Urtinktur oder Thuja Urtinktur behandeln, oder mit Thuja D6, ohne dass dies auf die Konstitution passt, dann wird dieser z. B. Gelenkprobleme bekommen, der sykotische Patient Depressionen, Arthrose, Osteoporose, Herzprobleme oder Krebs. Dies ist keine schöne Alternative. Wir Homöopathen müssen dann die Hautsymptome wieder ans Tageslicht holen, um den Patienten, so gut wie es geht, zu heilen. Symptome wegoperieren, dies ist keine Heilung.

Pilze auf Haut und Nägeln kommen bei der Sykosis vor. Immer wieder klagen die Patientinnen über Scheidenpilze oder allgemein über Vaginitis. Dies sind alles miasmatische Erleichterungen, für die man sehr, sehr dankbar sein muss. Mit einer homöopathischen konstitutionellen Behandlung verschwinden dann im Laufe der Behandlung auch die oberflächlichen Symptome, welche eigentlich gar keine Krankheit sind. Die Heilung geht von innen nach außen und nicht umgekehrt. Nehmen Sie dem Körper seine Symptome nicht, niemals!! Die Folgen machen sich oftmals erst nach Jahren bemerkbar und diese sind fatal.

Wenn Sie an Krampfadern leiden, lassen Sie diese niemals operieren. Es gibt andere Möglichkeiten. Der Patient wird danach, manchmal erst nach Monaten oder Jahren, depressiv und hat Selbstmordgedanken, oder eine andere tiefliegende miasmatische Erkrankung taucht auf, beim sykotischen Miasma z. B. Asthma bronchiale, Polyarthritis, Herzrhythmusstörungen, Koronarsklerose oder Krebs.

Weitere sykotische Merkmale sind: Hallux valgus, ständig verstopfte Nase, Nierensteine (von Geburt an), Gallensteine, Bronchitis, Nasenpolypen, grüngelbe Eiterungen, Tonsillitis, Lymphdrüsenschwellungen, Neigung zu rezidivierenden Erkältungen, gelbgrüner Ausfluss, erhöhte Cholesterinwerte, erhöhte Harnsäurewerte, Arthrose, Polyarthritis, Krebs, Prostataerkrankungen, Süchte und Zwangsneurosen. Ich bitte Sie auch hier wieder: Operieren Sie den Hallux valgus nicht. Stoppen Sie den gelbgrünen Ausfluss nicht mit Vaginal-Supp. und nehmen Sie keinerlei Cholesterin senkende Medikamente. Durchblutungsstörungen am Herzen und Krebs sind wahrlich schlimmer. Statt Symptome zu unterdrücken, unterziehen Sie sich einer homöopathischen konstitutionellen Behandlung, welche die miasmatische Glut abschwächt, d. h. teilweise zum Erlischen bringt.

Der sykotische Patient hat oft eine Glatze, die Haut ist meist fettig, die vielen Hautunreinheiten wie Warzen, Dornwarzen, Muttermale und Hämangione fallen bei der Erstuntersuchung auf. Diese Menschen sind oftmals extrovertiert, trinken gerne Alkohol, vor allem Wein. Sie neigen zu Übertreibung. Sie arbeiten sehr viel, nachts geht es ihnen besser als am Tag. Sie fallen manchmal als Nachtschwärmer auf, ziehen betrunken durch die Straßen. Solch ein Patient nannte sich selbst „Fürst der Nacht".

Sykotische Patienten haben gerne von allem zu viel, sie leiden an gut- und bösartigen Tumoren, eine Struma findet man häufig. Stau, Verstopfung und Enge sind wichtige Themen, z. B. eine verstopfte Nase, Polypen in der Nase von klein auf, Asthma, Bronchitis, Eileiterentzündungen und verstopfte Herzkranzgefäße. Und wiederum eine Mahnung: Operieren Sie die Nasenpolypen nicht, diese Operation zieht chronische Bronchitis und Asthma nach sich. Polypen sind nur Ausdrucksformen des sykotischen Miasmas, welche sich an der Oberfläche abreagieren, die sykotische Glut macht ihre Stenose im Inneren, wenn die äußerlichen Ausdrucksformen entfernt werden. Auch die geschwollenen Mandeln sollten nicht unnötig operiert werden, es soll eine homöopathische Konstitutionsbehandlung erfolgen, welche das Miasma schichtweise abträgt.

Mehrere Fehlgeburten, Lupus erythematodes, Hepatitis-B, schwere Anaemien, Prostataleiden, Blasensenkung, Kinderlosigkeit, Fisteln, Eierstockerkrankungen, Zysten und Verstopfung, wobei der Stuhl heraustritt und wieder zurück schlüpft, dies sind Themen des sykotischen Miasmas. Das Kurzzeitgedächtnis ist schlecht, die Alzheimer Krankheit kommt vor, bei Kindern oft Impfschäden, hauptsächlich nach Keuchhustenimpfung. Sykotische Menschen sind oft korpulent und leiden an Zellulitis und Narbenkeloiden. Auch Krebs ist ein Thema des sykotischen Miasmas. Es handelt sich stets um langsam wachsende Krebse. Diese Menschen sollen über Jahre homöopathisch konstitutionell begleitet werden. Die Nosode Medorrhinum muss unbedingt in einer Hochpotenz Einsatz finden, damit die miasmatische Glut abgeschwächt wird. Ganz ausrotten kann man sie nicht.

Nach einer konstitutionellen Behandlung unter Berücksichtigung des Miasmas können solche Patienten wieder Kinder zeugen.

Die Syphilis – oder das syphilitische Miasma

Menschen, bei denen in ihrer eigenen Anamnese oder bei deren Vorfahren eine Syphilis unterdrückt wurde, sind von diesem Miasma belastet. Solche Patienten tragen sehr schwer an ihrem Erbe. Sie sind unordentlich, ungeordnet im Wesen, chaotisch, äußerst aggressiv, brutal, gefährlich, insgesamt zerstörerisch und oft kriminell.

Als Kinder kommen sie häufig mit Fehlbildungen auf die Welt: 1 Finger fehlt, 1 Auge zu wenig, ein Loch im Herzen, Spina bifida, von Geburt an taub oder blind, dies sind die Themen vom syphilitischen Miasma. Später neigen diese Kinder zu Rachitis, sie haben lange Zeit gar keine Haare und später nur einen spärlichen Haarwuchs. Die

Kinder haben von klein auf Runzeln im Gesicht, der ganze Körper ist manchmal behaart, die Organe entwickeln sich oftmals nicht gut, der Uterus bleibt z. B. sehr klein. Die Kinder sind oftmals lernschwach, Mathematik ist stets das schwächste Fach. Im Schlaf schmeißen diese Kinder den Kopf hin und her. Sie können nicht geordnet spielen und sind sehr introvertiert, impulsiv und aggressiv. Das Gedächtnis ist sowohl bei den Kindern als auch bei den Erwachsenen schlecht.

Syphilitische Patienten leiden im Erwachsenenalter oft an mindestens einer Sucht, nicht selten an mehreren. Sie sind bösartig, aggressiv und oftmals kriminell. Ihre Brutalität lässt sie schlagen, morden, und sie zeigen keine Reue. Sie sagen, sie würden es jederzeit wieder tun. Sie sind bei der Polizei bestens bekannt, sie sind Wiederholungstäter. Der Intellekt ist nicht sehr ausgebildet, das Gedächtnis schlecht, Probleme in Haus und Hof, technische Probleme müssen die anderen Familienmitglieder lösen.

Solche Patienten sind meist Eigenbrötler und leben für ihre Sucht oder ihre Süchte. Alkohol, Drogen, Chaos und sozialer Ruin sind Themen vom syphilitischen Miasma. Wenn körperliche Krankheiten ausbrechen, dann erscheinen diese ganz plötzlich, aus heiterem Himmel und verlaufen oft tödlich. Dieses Miasma ist destruktiv. Krebs, Leukämien – besonders akute –, MS, Osteoporose, Morbus Alzheimer, plötzliche Erblindung auf Grund einer Netzhautdegeneration und plötzlicher Magendurchbruch auf Grund eines aggressiven Ulcus ventriculi sind Erkrankungen des syphilitischen Miasmas. All die oben genannten Krankheiten verlaufen aggressiv und destruktiv, die Organe gehen schnell kaputt. Nach Sonnenuntergang, nachts, sind die Symptome und Schmerzen am schlimmsten. Patienten, die heute noch normale Kreatinin Werte haben, sind innerhalb von 3 Monaten an der Dialyse. Die Krankheiten beim sykotischen Miasma schreiten dagegen langsam voran. Die oben genannten Süchte verlaufen beim syphilitischen Miasma aggressiver als beim sykotischen Miasma, das Verhalten ist schwer destruktiv.

Ein weiteres Thema sind unstillbare Blutungen wie Nasenbluten, klimakterische Blutungen und blutende Geschwüre. Patienten mit Belastung durch unterdrückte Syphilis bekommen AIDS, immer wieder Herpes und Warzen, welche behaart sind. Der Kopf dieser Patienten ist oft auffällig groß, auch die Ohren, die Nase dagegen flach, man spricht von einer Sattelnase.

Junge Menschen sehen oftmals schon aus wie Greise. Sie haben eine graue Gesichtsfarbe und schwarze Zähne. Sie sind früh senil, der häufig vorkommende Alzheimer schreitet schnell voran, die Lebensdauer ist oft nicht sehr lang. Die Nosode Syphilinum muss hier in einer Hochpotenz Einsatz finden, die Potenz D1000 und D200 richtet sich nach der Konstitution und der Erkrankung des Patienten.

Und zum Schluss nochmals ein allgemeiner Warnhinweis: Nehmen Sie dem Patienten die äußerlichen Symptome, wie z. B. seine Warzen, seine Blutungen, seine Herpesneigung, nicht unnötig weg, damit dieser Patient auf der tieferen Ebene nicht noch kränker wird. Krank auf der tieferen Ebene bedeutet beim syphilitischen Miasma akute Leukämie, schnell fortschreitender Krebs, plötzliche Erblindung etc.

Das tuberkulinische Miasma – oder die Tuberkulinie bzw. Pseudo-Psora

Das Feuer der Tuberkulinie ist wild und gelegentlich aggressiv. Die Pseudo-Psora geht auch auf Hahnemann zurück, diese kam nur später hinzu. Es ist eine Verschmelzung von Psora und dem syphilitischen Miasma.

Tuberkulinische Menschen sind oft sehr gewinnend, ziehen andere in ihren Bann, allerdings können diese auch böse, brutal und destruktiv sein. Sie sind in ihren Gemütsstimmungen wechselhaft, launisch, sogar manchmal hysterisch und zornig. Sie werden von den Angehörigen oftmals als schwierige Personen bezeichnet. Ihre Reizbarkeit, Wechselhaftigkeit und innere Unzufriedenheit spiegelt sich auch sonst in ihrer Lebensgestaltung. Sie wechseln immer wieder den Beruf, ziehen oftmals um. Sie lieben Berufe wie Zugschaffner oder Flugbegleiter. Das Hin und Her beruhigt ihre Nerven.

Kinder fallen durch ihre großen Köpfe auf, Nasenbluten schlimmster Art ist immer wieder ein Thema. Die Lippen sind oft extrem rot, Sommersprossen finden sich bei diesem Miasma.

Tuberkulinische Menschen haben eine Vorliebe für Salz, Geräuchertes, Schinken, Salzheringe und fettes Fleisch, sie essen überhaupt gerne Fleisch, aber am allerliebsten Kartoffeln, schon als Kind. Süßes ist ein wichtiges Thema, auch Wein, ohne, dass es sich um eine Sucht handelt.

Kinder essen gerne Unverdauliches, Sand, Papier und Steine sowie Kreide.

Im Erwachsenenalter sind diese Menschen oftmals sehr tüchtige Geschäftsleute, sie können gut rechnen und mit Geld umgehen, etwas geizig sind sie manchmal. Ihre Intelligenz ist mir schon häufig aufgefallen. Aber dennoch, wie oben erwähnt, ziehen sie andere Menschen in ihren Bann. Dies ist der psorische Anteil bei der Pseudo-Psora.

Weitere körperliche Symptome sind bei Kindern eine Trichterbrust, eine chronische Blasenentzündung, nächtliches Urinieren, Hodenhochstand und eine Hydrozele. Wenn ein Urologe eine Hydrozele bei einem Patienten mit Blasenentzündung feststellt, ist es sicher, dass ein tuberkulinisches Miasma vorliegt. Meist haben diese Patienten auch eine Hämaturie. Zysten in der Brust sind typisch. Fisteln sind ein Thema, weiterhin eine heisere Stimme, Räuspern, und Kehlkopfentzündungen mit Schwellungen an den Stimmbändern und immer wieder mal Husten.

Kinder sowie Erwachsene frieren sehr leicht, sind zugempfindlich und empfindlich auf jeden Wetterwechsel. Frieren am Bauch und nachfolgend Erkältungen sind kennzeichnend. Jegliche Temperaturschwankung stört das Wohlbefinden. Diese Patienten gehen ihren Familienmitgliedern oft auf die Nerven. Sie können nicht im Freien sitzend an Grillfesten teilnehmen, außer, wenn das Thermometer wenigstens 30 ° C anzeigt.

Genauso verhält es sich mit der Wassertemperatur. 28 ° C–30 ° C muss das Thermometer anzeigen, damit sie ins Wasser können, da sie sonst eine Erkältung fürchten. Kehlkopfentzündung, Blasenentzündung, Neuralgien heftigster Art und bei Kindern Mittelohrentzündung, das sind die häufigsten Erkältungen. Bei Kenntnis der gefährdeten Organe kann man durch eine angepasste Lebensführung das doch recht wilde Feuer der Tuberkulinie abschwächen, allerdings nicht auslöschen.

Die Nosoden Tuberculinum Koch, Tuberculinum Rest, Tuberculinum marmor, Tuberculinum avis oder Tuberculinum Spengler (je nach Arzneimittelbild) müssen zum Einsatz kommen. Es gibt ganz feine Unterschiede zwischen diesen Nosoden. Erfahrene Homöopathen finden die passende Arznei. Damit wird die miasmatische

Dynamik abgeschwächt und der Patient erlebt weniger oder keine Rückfälle, die Krankheit heilt besser aus.

6 Homöpathische Typenmittelsuche

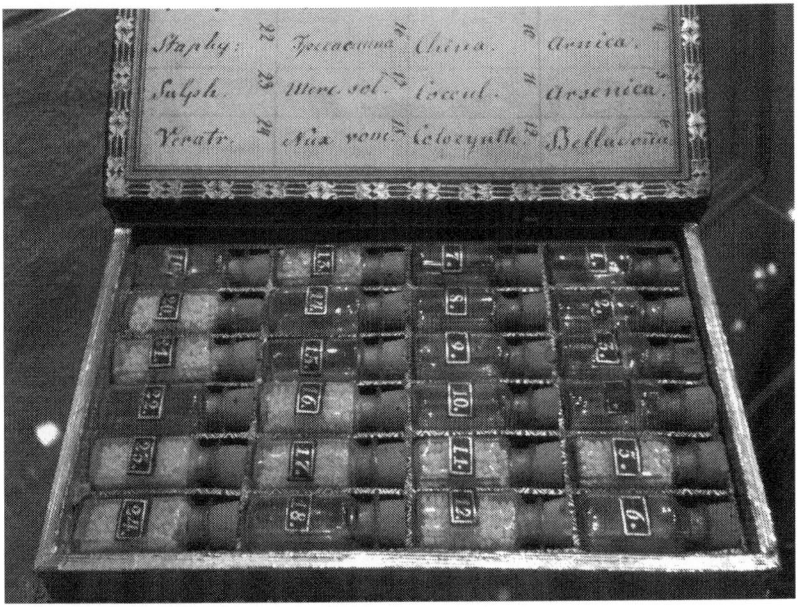

© Wikipedia. Deutsches Apothekenmuseum, Homöopathische Taschenapotheke (1835–1843) aus dem Besitz Samuel Hahnemanns, der sie in seinen letzten Lebensjahren in Paris benutzte.

Der Arzt Samuel Hahnemann (1755–1843) begründete eine neue, einzigartige Heilmethode. Diese heilt nach dem Ähnlichkeitsprinzip sanft und anhaltend. Das bedeutet, dass Ähnliches mit Ähnlichem geheilt wird. Das heißt, dass eine Substanz, die beim Gesunden Krankheitssymptome verursacht, gleichzeitig beim kranken Menschen dieselben Symptome heilt; dabei wirkt die Substanz in potenzierter Form. Sie wird verdünnt und verschüttelt. Z. B. ist Coffea arabica eine Arznei gegen Schlaflosigkeit, natürlich in verdünnter Form, in D30 bzw. D6 oder auch sehr hoch verdünnt. Apis mellifica ist eine Mittel gegen Bienenstiche. Nun gibt es unter der Vielzahl der homöopathischen Arzneien jeweils das dem kranken Menschen ähnlichste Mittel, das Simillimum, auch Konstitutionsmittel oder Typenmittel genannt und dies gilt es herauszufinden. Es beeinflusst Körper, Geist und Psyche gleichzeitig und heilt anhaltend. Außer seinem Simillimum braucht der Patient im Laufe des Lebens noch weitere Mittel, diesmal Simile genannt (ähnlich).

Die Einzelmittelhomöopathie ist eine Reiztherapie. Nicht die Arznei heilt, sondern diese setzt nur einen Reiz – und der Körper heilt sich selbst durch Anstoß seiner Selbstheilungskräfte. Diese Homöopathie ist die individuellste und zuverlässigste aller Reiztherapien und hilft bei fast allen körperlichen und seelischen Beschwerden bis hin zur letzten Stunde. Die Homöopathie ist mit anderen Naturheilverfahren kombinierbar, am besten mit der Bach-Blüten- und Buschblüten-Therapie. Um die passende homöopathische Arznei herauszufinden, bedarf es einer gründlichen Untersuchung des ganzen Körpers und ein Gespräch, was fast immer zwei Stunden dauern kann, hauptsächlich zu Beginn. Auch bei schweren psychischen Erkrankungen erfährt man große Hilfe: Und oftmals muss man noch das zugehörige Miasma (ererbte Schwäche) herausfinden, indem man die Krankheiten und Schwächen bei den Vorfahren sucht. Die miasmatische Behandlung, d. h. die entsprechende Nosode in der Hochpotenz, schützt dann vor Rückschlägen und immer wiederkehrenden Erkrankungen. Näheres ab S. 75.

Es kommen folgende Nosoden in Frage: Psorinum, Medorrhinum, Luesinum, Tuberculinum Koch, Tuberculinum Marmor, Tuberculinum avis, Tuberculinum Spengler, Tuberculinum Rest und Tuberculinum bovinum in der Potenz D30, D200 oder D1000. Ein erfahrener, miasmatisch arbeitender Homöopath findet die zugehörige Nosode ebenfalls nach gründlicher Untersuchung und im Gespräch.

So wie der Patient im Laufe seines Lebens verschiedene homöopathische Arzneien braucht, kommen meist auch zwei verschiedene Erbnosoden zum Einsatz. Der Einsatz der passenden Nosode heilt beim Patienten die Krankheit meist lebenslänglich aus und ist mit keiner anderen Therapie vergleichbar.

7 Hypnose

Bei der Behandlung durch Hypnose, einer völlig nebenwirkungsfreien Methode, wird die Selbstheilung angeregt. Der während der Hypnose veränderte Bewusstseinszustand ist durch eine tiefe Entspannung gekennzeichnet. Man ist offen für Fremdeinflüsse. Ruhe und Entspannung sind die Voraussetzung für das Wirken der Selbstheilungskräfte. Diese werden während der Hypnose massiv angeregt. Deshalb hilft die Hypnose z. B. bei Schmerzen jeder Art. Ein paarHypnose-Sitzungen helfen besser als jede Schmerztablette und vor allem ohne jede Nebenwirkung.

Weitere große Anwendungsgebiete sind Ängste, Depressionen, Migräne, Schwangerschaft und Geburt, Übergewicht, Schlafstörungen, Rauchen und Burnout-Syndrom, Stress, chronisches Reizdarm-Syndrom und Wechseljahresbeschwerden. Es ist bekannt, dass ausgebildete Zahnärzte Patienten unter Hypnose behandeln, Zähne ziehen, und andere Kieferoperationen ohne Anästhesie vornehmen. Die Patienten empfinden keinerlei Schmerz, die Wunden heilen schneller, es gibt kein Hämatom, keine Schwellung und keine Narben.

Auch Krankenhäuser haben sich dieses Phänomen zunutze gemacht. Sie operieren, während sich die Patienten in tiefer hypnotischer Trance befinden. Die Wundheilung verläuft ohne Schmerzen, der Körper ist nicht mit unnötiger Chemie belastet und nicht gestresst und daher kann sich der Patient viel schneller erholen. Der Stress für die einzelnen Zellen im Operationsgebiet bleibt nahezu aus.

Vor 150 Jahren hat der englische Arzt John Esdaile in Indien mehr als 1000 Patienten unter Hypnose operiert. Es gab damals noch keinerlei Anästhetika.

Die Schwangeren, welche die Selbsthypnose erlernt haben, können sich auf den Geburtsvorgang sehr gut vorbereiten. Sie nutzen die Selbsthypnose und können den Geburtsvorgang genießen.

Ein wichtiger Tipp: Wenn Sie unter Schlafstörungen leiden, sollten Sie die Selbsthypnose erlernen. Sabine Brüß, Heilpraktikerin, gibt auf ihrer Webseite Ratschläge, z. B. Audios Einschlaf-Trance usw.

Manchmal müssen auch zuerst die Ängste, welche die Schlaflosigkeit hervorrufen, beseitigt werden. Dafür müssen Sie sich einer mehrstündigen Hypnose-Sitzung unterziehen. Es lohnt sich, Sie bekommen große Hilfe.

8 Die australischen Buschblüten-Essenzen

Jan White ist ein australischer Heilpraktiker. Seine Urgroßmutter kannte sich schon mit den Heilpflanzen und Kräutern bestens aus und gab ihr Wissen an Whites Großmutter weiter, die auch eine Heilkundige war und woher Jan White sein Wissen teilweise erhielt.

Es gibt 50 Buschblütenessenzen, welche Jan White in seinem Buch Busch-Blütenessenzen genau beschreibt. Diese Essenzen lösen Blockaden und helfen auch dann, wenn keinerlei Hilfe mehr möglich erscheint. Negative Störungen verschwinden, so wie bei den Bachblüten und kalifornischen Blütenessenzen. Manchmal braucht der Patient nur eine einzige Essenz, manchmal auch eine Mischung von 4–5 Blütenessenzen.

Die Einnahmeflasche wird hergestellt aus ¾ stillem Wasser und ¼ Cognac, und es werden 2x je 7 Tropfen täglich, jeweils 7 Tropfen morgens und 7 Tropfen abends, eingenommen. Die Dosierung ist unterschiedlich lang, manchmal nur Tage, manchmal Monate. Die Erfolge sind verblüffend, gerade auch bei scheinbar aussichtslosen Störungen.

Blütenessenzen, sowohl die Bach-Blüten als auch die kalifornischen bzw. australischen Blüten, stoßen ausschließlich die Selbstheilungskräfte des Menschen an. Es ist eine nebenwirkungsfrei Therapie. Bei dieser Behandlung wird nicht das äußere Symptom, sondern die dahinter liegende Schwäche behandelt, welche im seelischen Bereich zu suchen ist. Blockaden werden gelöst und negative Gedankenmuster harmonisiert. Oftmals verschwindet das körperliche Symptom schon nach Tagen, besonders bei Kindern, manchmal muss man bei Erwachsenen auch Wochen bis Monate Geduld haben.

Die australischen Busch-Blüten sind als Ergänzung und Vertiefung der Bach-Blüten-Therapie zu verstehen. Bei den Bach-Blüten ist es günstiger etwa 3–6 verschiedene Blütenessenzen zu mischen, bei den australischen Essenzen kann sich oft eine einzige Blüte besser entfalten, ähnlich wie in der Einzelmittelhomöopathie. Die Einzelessenz kann durch ein langes Gespräch oder mit Hilfe der Kinesiologie ermittelt werden.

Oftmals verblüffende Erfolge hatte ich z. B. bei der Behandlung der Hypertonie. Bei dieser Erkrankung möchte ich auf die australischen Buschblüten auf keinen Fall verzichten. Der hohe Blutdruck war immer wieder ein ganz wichtiges Einsatzgebiet. Die australischen Buschblüten lassen sich ganz wunderbar mit der Einzelmittelhomöopathie verbinden.

Folgende Blütenessenzen haben sich für die Behandlung des Bluthochdrucks bewährt:

Isopogon gehört zu der Proteaceae-Familie, ein bis 3 m hoher Strauch mit gelben Blüten.

Dagger Hakea gehört ebenfalls zur Proteaceae-Familie, ein bis 3 m hoher Strauch mit weißen Blüten und einem Duft, der an Honig und Zimt erinnert.

Red Grevillea, ein buschiger Strauch, bis 2 m hoch, wächst nördlich von Sidney, ein sehr hübscher Strauch, die Blüten wachsen in großen, runden Trauben.

Wild Potato Bush, eine Solanumart, zu der auch die Tomate und Kartoffel gehört. Wild Potato ist nicht essbar!

Üblicherweise stellt man eine Einnahmeflasche her, eine 15 ml Tropfflasche wird zu ¾ mit Quellwasser oder Wasser aus einer Heilquelle und zu ¼ mit Cognac (zur Konservierung) oder Apfelessig gefüllt. Man kann, falls nötig, 5 verschiedene Essenzen miteinander kombinieren, jedoch wirkt oftmals eine Einzelessenz besser. Diese deckt aber heutzutage des Öfteren nicht die ganze Anzahl der Beschwerden ab.

Aus der Einnahmeflasche werden morgens und abends je 7 Tropfen unter Zunge gebracht. Man kann diese Tropfen auch in ein Glas Wasser geben und schluckweise trinken. Selbstverständlich kann man die Essenzen auch ins Badewasser geben oder zur Herstellung von Salben und Lotionen verwenden.

Bei Migräne, hohem und auch zu niedrigem Blutdruck und bei Morbus Menière hatte ich mit den australischen Buschblüten sehr gute Erfolge. Die Behandlung mit den australischen Buschblüten lässt sich gut mit der Einzelmittelhomöopathie kombinieren. Blockaden werden gelöst und negative Gemütszustände harmonisiert, wie dies auch in der Einzelmittelhomöopathie geschieht. Nach 14-tägiger Einnahme mussten die Patienten über die Wirkung der Blütenessenzen berichten, oftmals war schon nach dieser kurzen Einnahmezeit eine deutliche Besserung zu verzeichnen, manchmal musste man auch noch einige Wochen Geduld aufbringen.

Hier einzelne Busch-Blüten-Essenzen, welche meinen Patienten bei Bluthochdruck halfen, wenn entsprechende negative Gedankenmuster vorlagen:

Isopogon – diese Blütenessenz hilft Menschen, die nichts aus ihrer Vergangenheit lernen. Sie machen immer wieder Fehler und korrigieren diese dann unmittelbar. Sie haben oftmals einen Kontrollzwang. Sie dominieren andere, sind intolerant und tyrannisch und wollen andere beherrschen. Diese Essenz hilft aus der Vergangenheit zu lernen, hilft dem Menschen weise, tolerant und flexibel mit anderen umzugehen.

Dagger Hakea – Zorn, Groll, Verbitterung und Wut werden durch diese Blütenessenz aufgelöst. Der Verzeihungsprozess, den Groll loszulassen, dauert eine Zeit lang, man muss die Blütenessenz etwa 1 Woche vor dem „Vergebungsprozess" zur Anwendung bringen. Und auch noch 1 Woche danach. Man ist dann sehr erleichtert, der Vergebungsprozess lässt die körperlichen Symptome schwinden. Ian White beschreibt die besondere Wirkung bei Gallensteinen.

Red Grevillea – hilft Menschen aus verfahrenen Situationen herauszukommen. Sie gibt Mut und Kraft, solche Situationen zu verlassen und entschlossen zu handeln, z. B. eine Stellung zu kündigen oder eine Beziehung zu beenden, wozu man vor der Einnahme der Red Grevillea Busch-Essenz nicht fähig war.

Wild Potato – ist geeignet für Menschen, denen der eigene Körper zur Last geworden ist, sie fühlen sich durch ihren eigenen Körper sehr eingeschränkt. Sie sind frustriert. Wild Potato gibt ihnen die Fähigkeit zur Weiterentwicklung. Sie werden vitaler, fühlen sich freier und beginnen sich weiter zu entwickeln.

Diese 4 genannten Busch-Essenzen wirken auf den (erhöhten) Blutdruck ein, wenn ein entsprechender negativer Seelenzustand zugrunde liegt. Es werden ausschließlich die Selbstheilungskräfte mobilisiert.

Die Auswahl der Blüten erfolgt wie vorne beschrieben durch ausführliche Gespräche und zusätzlich oftmals mit Hilfe der Kinesiologie.

Sehr gute Hilfe kam auch von verschiedenen Mischungen der Buschblüten.

Emergency Essence – Notfallessenz – ist das Rescue Remedy der australischen Buschblüten. In jeder Notfallsituation, seelisch wie körperlich, habe ich entweder die Rescue Remedy Tropfen oder die Emergency Essence eingesetzt. Die Wirkung war immer wieder erstaunlich. Die Dosierung ist auf dem Beipackzettel beschrieben.

Dynamis Essence – bringt Energie und Vitalität. Die Patienten berichteten stets von mehr Lebensfreude, Enthusiasmus und Kraft und Zuversicht. Diese Blüten sind in dieser Mischung enthalten: Banksia Robur, Crowea, Illawarra Flame Tree, Macrocarpa, Old Man Banksia, Yellow Cowslip Orchid. Selbst Patienten, die durch schwere Krankheit, Schicksalsschläge und Niederlagen jede Zuversicht verloren haben, konnten sich nochmals erholen. Diese Mischung ist mit keiner anderen vergleichbar, selbst bei den Bach-Blüten gibt es keine bessere Hilfe.

„Träume süß" – ist eine weitere Mischung, ein Kombinationspräparat aus mehreren Blüten,ebenfalls seit Jahren erprobt. Man kann diese Mischung auch als Spray bestellen, manche Patienten bevorzugen die Tropfen, welche sie auf die Stirn einreiben, vor dem Schlafengehen, manche Menschen auch das Raumspray. Die Hilfe ist zuverlässig.

Die Kombinationsmittel sind an vielen Fallbeispielen über Jahre erprobt und helfen so sicher wie die einzelnen Blüten. Meist ist die Einnahmedauer von 14 Tagen ausreichend. Aber eine individuelle Verlängerung ist natürlich angezeigt. Ein ausführliches Gespräch ist wegweisend.

Die Selbstheilung wird in Gang gesetzt, gleichgültig ob die Einzelmittel Einsatz finden oder ob es sich um langjährig erprobte Kombinationspräparate handelt.

9 Geistheilung oder geistiges Heilen

Befreiung von destruktiven energetischen Zuständen

Mit dieser Methode harmonisieren die Humanenergetiker die körpereigenen Energiesysteme. Die Aktivierung von Selbstheilungskräften hilft bei der Genesung von Krankheiten und Verletzungen.

Geistheilung ist ein Oberbegriff für eine Vielzahl unterschiedlicher Behandlungen. Zum Beispiel gehören das Handauflegen, die Gebetsheilung, der Schamanismus und die Krankensalbung dazu.

Im frühen Christentum war das Geistige Heilen integrierter Bestandteil des religiösen Lebens und wurde durch eine Salbung mit Öl durchgeführt.

Die Geistheilung, wobei die Hände des Heilers als Durchflusskanal der Heilungsenergien dienen, ist die am meisten angewandte und bekannteste Art des geistigen Heilens.

Gleichgültig, welche Art und Weise in der Geistheilung zum Einsatz kommt, werden jedes Mal die Selbstheilungskräfte aktiviert.

Für das Wirken der geistigen Heilung ist die Art der Erkrankung, die Diagnose bzw. die Anamnese nicht wichtig, auch die Schwere der Erkrankung nicht. Die Krankheit kann mit dem Moment der Handauflegung ganz verschwinden. Der Heiler legt z. B. seine Hand auf eine entzündete Stelle im Körper, z. B. auf ein krankes Gelenk, und bittet seinen spirituellen Heilungsführer um Heilung. Die Hände des Heilers dienen als Durchflusskanal für die Heilungsenergien. Der Heiler tritt in Verbindung mit der geistigen Welt und dadurch wird die Harmonisierung des körpereigenen Energiesystems und damit die Selbstheilungskräfte des Patienten angekurbelt.

Geistige Heilung kann ergänzend zu anderen Methoden eingesetzt werden oder auch als alleinige Behandlungsmethode. Sie hilft bei der Genesung von Krankheiten und Verletzungen.

Die Fernbehandlung steht im Gegensatz zur Kontaktbehandlung des Patienten und ist gleichermaßen wirksam. Unter den Geistheilern breitet sich die Fernheilung immer mehr aus. Die Entfernung ist kein Problem. Ein Hauptausgangspunkt für die Fernheilung in der Welt ist das Geistheilungszentrum in Shere bei Guildford in der englischen Grafschaft Surrey. Diese Gegend verfügt über ein besonderes Kraftfeld. Das Zentrum geht auf den bekanntesten Heiler Harry Edwards zurück. Millionen haben hier um Heilung gebeten und sind gesund geworden. Der wöchentliche Posteingang liegt zwischen neun und elftausend Briefen und seit 1948 wurden über 15 Millionen Briefe bearbeitet. Der Prozentsatz des Heilungserfolges liegt sehr hoch, über 80 %. Psychische Erkrankungen, körperliche Leiden wie Wirbelsäulen- und Gelenkerkrankungen, Augen- und Ohrenkrankheiten, Hautkrankheiten sowie Tumore werden gleichermaßen behandelt und die Erfolgsrate ist jedes Mal sehr, sehr hoch.

Geistheilung und Medizin ergänzen einander. In England arbeiten Geistheiler und Ärzte oftmals zusammen. Anerkannte Heiler haben zu über 1500 Krankenhäusern Zutritt und heilen dort mit Handauflegen. Diese Zusammenarbeit geht ebenfalls auf Harry Edwards, einem der größten Heiler der Welt, zurück.

Geistheiler werden gelegentlich auch Wunderheiler genannt. Mir persönlich gefällt diese Wortwahl nicht, aber da fällt mir eine Patientin ein, welche an Metastasen nach Brustkrebs litt. Ein Hirntumor musste operiert werden und der Chirurg erklärte ihrem Ehemann, der Geistheiler war, dass seine Frau nach der Operation niemals mehr sprechen könne, bedingt durch die Lage des Tumors. Direkt nach der Operation sprach die Patientin in Anwesenheit des Ehemanns und des Chirurgen einige Sätze. Da machte der Professor die Bemerkung „das ist ein Wunder".

In jeder großen Universitätsklinik gibt es 1x im Monat eine nicht erklärbare Spontanheilung. Immer wieder versetzte dies einen Freund meiner Familie, Klinikseelsorger, in Erstaunen. Es handelt sich hierbei, so ist meine Ansicht, um eine Form der Geistheilung, um Fernheilung, vielleicht auch um die Gebetsheilung.

Hat die Geistheilung auch Grenzen?

Bei etwa 20 % der Patienten tritt keine Besserung ein. So berichtet Harry Edwards. Zu diesen 20 % gehören Patienten, welche nach Einschätzung der Ärzte nur noch einige Tage zu leben haben und dennoch bei Heilern Hilfe suchen, welche sie auch bekommen. Sie verlieren ihre Schmerzen, sie schlummern getröstet in Frieden hinüber, vor allem die Ängste verschwinden.

Auch Hypochonder gehören zu diesen 20 %. So berichtet Harry Edwards.

Wer ist zum Geistigen Heilen fähig?

In jedem Menschen schlummert die Gabe der Geistheilung. Diese kann sich auf verschiedene Art und Weise bemerkbar machen.

Ein Kollege meines Vaters, Landarzt, erzählte mir, als ich ihn besuchte – mein Vater war längst verstorben –, dass er in den letzten Jahren seiner Praxistätigkeit an seinen Handinnenflächen Schmerzen, bzw. Missempfindungen bis hin zu Blasen bemerkte, wenn er die Hände auf ein krankes Organ, z. B. ein entzündetes Gelenk oder einen Tumor legte. Das versetzte ihn in große Unsicherheit. Er erzählte dies in einem Ausbildungszentrum für Geistheiler, damals in Göppingen, und ließ sich auf Anraten des Leiters des Ausbildungszentrums ausbilden. Die Ausbildung zum Geistigen Heiler war keine leichte Zeit, der Weg dahin oftmals sehr steinig, und mit 65 Jahren ließ sich dieser Arzt als Geistheiler nieder und half den Menschen dann noch über 20 Jahre lang mit Erfolgen, welche gelegentlich auch an ein Wunder grenzten.

In all diesen Fällen werden die Selbstheilungskräfte im Menschen angestoßen, und das ist auch Thema des vorliegenden Buches.

10 Methoden der Selbstheilung bei verschiedenen Krankheitsbildern

Migräne

Bei **Migräne** empfehle ich unbedingt die **homöopathischen Konstitutionsmittel.**

Ebenfalls die Ausleitung über den Darm, z. B. **kleine Einläufe** 2x pro Tag, über einige Wochen:
Sie füllen ein Gummiklistier mit ganz dünnem Kamillentee sowie 4 Tropfen Rescue Remedy und 1 Prise Salz. Führen Sie es tief in den After ein und entleeren es kräftig. Diese Behandlung kann 2–3x pro Tag wiederholt werden.

Die Ausleitung mit dem Aschner-Verfahren **Trocken schröpfen** bringt große Hilfe: 6 Schröpfköpfe im Nacken ansetzen, dies 1x in der Woche, 8–10 Wochen lang.

Im Intervall hat auch die **Eigenblut-Therapie** gute Erfolge, zunächst 1x pro Woche.

1. Woche: 0,5 ml Eigenblut + das homöopathische Konstitutionsmittel, 1 Ampulle D30
2. Woche: 1,0 ml Eigenblut + das homöopathische Konstitutionsmittel, 1 Ampulle D30
3. Woche: 1,5 ml Eigenblut + das homöopathische Konstitutionsmittel, 1 Ampulle D30

4. Woche: 2,0 ml Eigenblut + das homöopathische Konstitutionsmittel, 1 Ampulle D30

zusammen aufziehen, i.m. spritzen.

In ganz therapieresistenten Fällen ist eine **Eigenurin-Therapie** sehr hilfreich. Bei Beginn der Beschwerden 0,5 ml Eigenurin abnehmen und 0,5 ml s.c. spritzen, zusätzlich den Morgenurin trinken.

Die **Waldmedizin** muss in die Behandlungen mit einbezogen werden.

Trigeminusneuralgie

Die **Trigeminusneuralgie** erfordert ebenfalls eine homöopathische Konstitutionstherapie.

Blutegeltherapie
Bei hartnäckigen Fällen setzt man am besten 1–2 Blutegel vor das Ohr: dies 3x im Abstand von 3 Tagen. Die Bissstelle mit Traumeel Salbe und Notakehl D3 Salbe mehrfach am Tag einreiben, um Narbenbildung zu vermeiden.

Einreibungen lokal
Im Schmerzgebiet Serpalgin Salbe oder Aconit Schmerzöl einreiben oder das **Gelenköl** nach F. Viehauser (s. S. 141).

Facialisparese

Sie behandelt man ebenfalls am besten mit dem **homöopathischen Konstitutionsmittel**.

Falls weitere Therapien nötig sind, dann 2 **Blutegel** 3x im Abstand von 3 Tagen ans Mastoid setzen. Zur Blutegeltherapie siehe Seite 53.

Otitis media

Bei der akuten **Otitis media** gibt man initial bei starken Schmerzen, wenn **Kälte** verlangt wird:
Aconitum napellus D30 einmalig 2 Globuli, eventuell nach 2 Stunden wiederholen.

Wenn **Wärme** verlangt wird: Belladonna D30 einmalig 2 Globuli, eventuell nach 2 Stunden wiederholen.

Bei **Kindern** entgiftet man mit **Suppositorien aus Kernseife**:
Schneiden Sie von der Kernseife ein Stück ab, bringen es in die Form eines Zäpfchens und glätten Sie die Kanten. Tauchen Sie es in Rescue Remedy Salbe. Dann führen Sie es tief in den After ein. Nach 10 bis 20 Minuten erfolgt eine Stuhlentleerung. Das kann 3x am Tag wiederholt werden.

Bei **größeren Kindern und Erwachsenen** kann man **Einläufe** machen, auch 3x pro Tag:
Sie füllen ein Gummiklistier mit ganz dünnem Kamillentee sowie 4 Tropfen Rescue Remedy und 1 Prise Salz. Führen Sie es tief in den After ein und entleeren es kräftig.

Wenn die Kinder keinen Appetit haben, dann soll man dies zur Kenntnis nehmen und keinesfalls Nahrung aufdrängen.

Bei **hoch fieberhaften Verläufen** von größeren Kindern oder Erwachsenen bietet sich eine **Injektionstherapie** an, am besten die **Dreier-Spritze** nach Karl-Heinz Friese, die ich jahrzehntelang mit bestem Erfolg in meiner Praxis angewandt habe:
1 Ampulle Lachesis D12, 1 Ampulle Pyrogenium D30 und 1 Ampulle Echinacea D4 mischen, i.v. spritzen, 1x pro Tag an 2 aufeinanderfolgenden Tagen. Diese Dreier-Spritze bringt jedes Fieber zum Sturz.

Intercostalneuralgie, BWS-Syndrom

Außer einer homöopathischen Behandlung kommt eine **Blutegelbehandlung** in Frage.

Bei persistierenden Schmerzen oder Rezidiven eignet sich das Anlegen von 4 **Blutegeln** auf der erkrankten Seite neben der Brustwirbelsäule, 1–3x im Abstand von 3 Tagen, oder das Anlegen eines **Cantharidenpflasters** bzw. die Anwendung der Cantharidensalbe, 1–2x im Abstand von 10 Tagen oder länger.

Diese Behandlungen dienen der Entgiftung und aktivieren die Selbstheilungskräfte.

Epicondylitis

Hierbei bringt auch die homöopathische Behandlung große Hilfe, außerdem der **Ichthyol Salbenverband** und bei persistierenden Schmerzen eine **Blutegeltherapie** bzw. eine **Cantharidenbehandlung**, welche der Entgiftung dient und die Selbstheilung in Gang setzt.

So geht's:
Ichthyol pur oder Ichthyol 20 %, je nachdem was in der Apotheke erhältlich ist. Die schwarze Salbe wird messerrückendick aufgetragen, mit Watte abgedeckt und mit einer Mullbinde umwickelt. Der Verband bleibt 24 Stunden und kann bei Bedarf noch 1x wiederholt werden. Ichthyol kann auch durch Magerquark ersetzt werden, aber dieser Verband darf nur 3 Stunden an Ort und Stelle bleiben.
Es empfiehlt sich, unter den Ichthyol Verband Rescue Remedy Salbe zu streichen.

Hypotonie

Kneipp-Anwendungen sind das Mittel der Wahl. Außerdem das homöopathische Mittel und eine eventuelle Bach-Blüten-Therapie. Auch sind eine Neuraltherapie und einer Eigenblut-Behandlung hilfreich zur Umstimmung.

Bei der Kneipp-Methode wirken am besten die Güsse und Anwendungen oberhalb der Gürtellinie sowie auch das Wassertreten. Besonders wirken kalte Armbäder.

Beim homöopathischen Mittel muss auch an die passende Nosode gedacht werden, z. B. Grippe-Nosode, Streptococcus haemolythicus Nosode bzw. auch an die Erbnosoden. Diese Methoden sind Reiztherapien bzw. Umstimmungstherapien und regen die Selbstheilung an.

Eigenblut-Injektionen: 1.–5. Woche: 2x pro Woche 3 ml Eigenblut, weitere 2 Monate 1x pro Woche 3 ml Eigenblut.

Niedriger Blutdruck mit hohem Blutdruck wechselnd: die homöopathische Arznei und Wassertreten, sowie die diversen Güsse.

Demenz und Morbus Alzheimer

Hilfe gibt es Hilfe von der homöopathischen Arznei einschließlich der miasmatischen Behandlung (Psorinum).

Multiple Sklerose

Hier greift hauptsächlich das homöopathische Mittel ein, zusätzlich zu einer Nosodenbehandlung, z. B. die Grippe-Nosode. Auch die Erbnosode muss Einsatz finden.

Eventuell kann man an eine Eigenblutbehandlung denken mit Einsatz der homöopathischen Arznei.

Dies ist eine Umstimmungstherapie und dient der Anregung der Selbstheilung.

Eine Bach-Blüten-Therapie lässt sich sehr gut mit dem homöopathischen Mittel kombinieren.

All diese Methoden mobilisieren die Selbstheilung.

Ödeme

Die homöopathische Arznei ist die erste Vorgehensweise und die spezifischste. Außerdem ist eine Eigenblutbehandlung hilfreich mit Zusatz vom homöopathischen Typenmittel. Dies dient der Umstimmung und auch der Selbstheilung.

Kneipp-Verfahren wie Wassertreten und Unterschenkelgüsse halfen meinen Patienten stets sehr gut.

In seltenen Fällen, falls noch nötig, ist die Neuraltherapie angesagt (Herzpunkte).

Urtikaria

Das homöopathische Typenmittel ist die spezifischste aller Reiztherapien.

Von einer Eigenblutbehandlung mit Zusatz des homöopathischen Mittels ist auch ein großer Erfolg zu verzeichnen.

Äußerst hilfreich ist die Eigenharninjektion. 0,5 ml Eigenurin, frisch gelassen, tief s.c. spritzen, meist nur einmalig nötig.

Harntrinkkuren und Einreibungen sind ergänzend sehr gut. Hier ein Beispiel:
55-jährige Patientin, seit vielen Jahren rezidivierende urtikarielle Ödeme im Gesicht, vorwiegend nach Waschmittelexposition, aber auch auf Sonneneinstrahlung. Patientin kann nur „mit Hut und Schleier“ ausgehen. Eine Behandlung mit 0,5 ml Eigenharn im Anfall brachte 3 Jahre Erscheinungsfreiheit.

Aus dem Buch von Johann Abele: Die Eigenharnbehandlung. Johann Abele war mein Lehrer.

Schlafstörungen

Hier gibt es auch große Hilfe aus der Homöopathie sowie aus der Naturmedizin aus aller Welt.

Der Wasserdoktor Kneipp hat ebenfalls Ratschläge. Sehr erfolgreich sind die verschiedenen Wasseranwendungen, die Oberkörperwaschung mit kaltem Wasser, ebenso die Bauchwaschung mit kaltem Wasser. Wasserstreten macht nicht nur munter, sondern ist auch schlaffördernd. Vollbäder mit verschiedenen Zusätzen, z. B. Lavendel oder Baldrian, helfen auch sehr gut. Ein Vollbad sollte 10–20 Minuten dauern. Und, wenn man kalte Füße hat, dann sollte ein warmes Fußbad Einsatz finden.

Was Ihnen ganz sicherlich zu einem guten Schlaf verhilft, ist Ihr homöopathisches Konstitutionsmittel. Dies macht nichts anderes als die Selbstheilungskräfte zu mobilisieren. Die Homöopathie ist eine Reiztherapie und zwar die individuellste überhaupt. Es gibt viele homöopathische Arzneien, welche die Schlaflosigkeit heilen, und der Einzelmittelhomöopath sucht nach langer Anamnese das passende Mittel für Sie aus.

Je nach Arzneimittelbild kommt z. B.

Coffea arabica in der Potenz D30 in Frage Wenn Menschen aufgedreht sind, auch Herzklopfen haben, so wie wenn man viel Kaffee getrunken hat, wenn der Kopf voller Ideen ist, dann hilft Coffea arabica D30, 2 Globuli vor dem Zubettgehen.

Digitalis D2 ist die Arznei, wenn eine Herzinsuffizienz der Auslöser ist; diese Menschen klagen über Schwindel und fahren im Schlaf hoch.

Natrium chloratum D30: Sorgen halten den Patienten wach, nervöses Zucken während des Schlafes

Cocculus D12: Folgen von Nachtwachen. Diese Menschen sind aufgedreht und finden nicht mehr in ihren normalen Rhythmus zurück.

Sulphur: Katzenschlaf ist der richtige Ausdruck, wenn man die Schlafqualität beschreiben will. Der Patient kann zwischen 2 und 5 Uhr morgens nicht schlafen. Wenn er aufwacht, ist er sofort munter, wacht oftmals singend auf. Es ist ein ganz oberflächlicher Schlaf, jedes Geräusch weckt den Patienten. Die Dosierung ist Sulphur D30, 2 Globuli 1x abends.

Zincum metallicum: Sehr nervöse Patienten, deren Glieder im Schlaf zucken, die im Schlaf sprechen, deren Beine ganz unruhig sind.

Apis mellifica: Diese Patienten knirschen mit den Zähnen, schreien nachts und fahren während des Schlafes hoch.

Ignatia: Zurückweisung, Verletzung oder Schreck sind die Ursache, Folge von Kummer und Sorgen.

Causticum: Schlaflosigkeit oft nach langen Fernsehabenden, die Patienten sind voller Mitgefühl, tagsüber schläfrig, nachts unruhig.

Phosphorus: schlaflos vor Hunger, z. B. während des Fastens.

Lachesis: Patienten, die dieses Mittel benötigen, sind am späten Abend hellwach, dann ist ihre beste Zeit, sie finden oft erst gegen Morgen Schlaf. Das Einschlafen ist das Problem, durchschlafen ist unproblematisch. Hier ist die Dosierung Lachesis D12, 2x pro Tag je 1 Tablette.

Oftmals muss eine Nosodentherapie zum Einsatz kommen, Luesinum D1000 bzw. Tuberculinum bovinum D1000. Dies muss ein miasmatisch arbeitender Homöopath herausfinden.

Eine weitere Behandlungsart, welche ausschließlich die Selbstheilungskräfte mobilisiert, ist die Bach-Blüten-Behandlung. Diese ist auch sehr gut mit der Homöopathie kombinierbar.

Wenn z. B. immer die gleichen Gedanken im Kopf kreisen und man nicht abschalten kann, dann sollte man die Bach-Blüte **White Chestnut** zum Einsatz bringen. 1 Tropfen aus der Stock bottle sollte über der Stirn eingerieben werden, mit ganz leichtem Druck, und auch über jeder Schläfe kann man je 1 Tropfen einreiben bzw. auftupfen.

Eine weitere Bach-Blüte, welche oftmals bei Einschlafstörungen benötigt wird, ist die **Mimulus** Blüte, eine der 4 Angstblüten. Bei konkreten Ängsten hilft diese Blüte sehr, sehr gut. Man stellt sich bei dieser Blüte am besten eine Einnahmeflasche her, die Dosierung ist 4x je 4 Tropfen pro Tag.

Die Bach-Blüte **Impatiens** wird sehr oft bei Schlafstörungen eingesetzt. Menschen, die immer in Eile und Hetze leben, welche ungeduldig und nervös sind, denen alles zu langsam geht, brauchen diese Blüte. Man stellt auch hier wieder eine Einnahmeflasche her und nimmt 4x je 4 Tropfen am Tag.

Auch die Blüte **Vervain** hilft immer wieder bei Schlafstörungen. Menschen, die übereifrig sind, die meinen, sie könnten die Welt verbessern und voller Begeisterung und Unternehmungslust sind, brauchen oftmals eine Schlafhilfe. Man kann **Vervain** mit **Impatiens** in einer Einnahmeflasche mischen, die Dosierung ist 4x je 4 Tropfen täglich.

Cherry Plum ist eine Blüte, welche Menschen brauchen, die ihre Gefühle nicht in den Griff bekommen. Diese Menschen sind schnell unbeherrscht, aufgewühlt und hysterisch, sie sind oftmals kurz vor dem Durchdrehen. Diese Blüte habe ich bei entsprechender Situation immer wieder mit bestem Erfolg eingesetzt. Man kann in eine Einnahmeflasche 5 verschiedene Blüten geben, die Dosierung ist meistens 4x je 4 Tropfen pro Tag.

Red Chestnut (rote Kastanie) wird bei Schlafstörungen eingesetzt, welche die Folgen von übertriebenen Sorgen um andere Menschen sind. Diese Menschen sind ganz übertrieben mitleidig und werden durch Sorge krank.

Die **Rescue Remedy** Tropfen (Notfallmittel nach Dr. Bach) können immer bei Schlafstörungen Einsatz finden. Am besten auf der Bettkante 4 Tropfen unter die Zunge geben (siehe S. 147).

Ganz besonders helfen auch die australischen **Busch-Blüten**. Das Kombinationspräparat „Träume süß“ fand in meiner Praxis Einsatz, sowohl als Spray, als auch in Tropfenform, um damit die Stirn einzureiben.

Zuverlässige Hilfe bekommen Sie von einer Hypnose-Behandlung.

Chronische Schmerzzustände

Wie lassen sich die Selbstheilungskräfte bei chronischen Schmerzzuständen einsetzen?

Die Unterdrückung mit Chemie ist die häufigste Art der Schmerzbekämpfung. Es gibt allerdings auch weitere Arten der Unterdrückung. Denken wir nur an die voreilige Gabe der Antibiotika. Naturheilkundliche Behandlung ist oftmals auch unterdrückend, wenn die Krankheit nicht ursächlich bekämpft, sondern nur das Symptom zum Verschwinden gebracht wird. Auch manche homöopathischen Komplexmittel wirken unterdrückend, wenn diese das darunterliegende Miasma (erbliche Schwäche) nicht berücksichtigen. Und sehr viele Operationen stellen auch eine Form der Unterdrückung dar. Operieren Sie keine Hämorrhoiden weg, welche stechen bzw. schmerzen. Was bleibt, sind oftmals lebenslänglich erhöhte Leberwerte. Der Juckreiz, die Schmerzen, sind augenblicklich weg, aber welch ein Tausch! Lassen Sie keine Warzen, keine Naevi, keine Hämangiome oder sonstige Effloreszenzen entfernen. Andere, tiefer liegende Schwachstellen im Körper melden sich. Tauschen Sie keine äußeren Symptome gegen innere Erkrankungen.

Ganz hervorragende Arzneien, die die Schmerzen teilweise ganz wegnehmen, findet man in der **Homöopathie**:

Phytolacca – die Kermesbeere – ist sehr gut für Schmerzen geeignet, welche stechend sind, oftmals gehen die Stiche durch den ganzen Körper. Phytolacca eignet sich sehr gut für Neuritiden. Die Schmerzen schießen ein und sind lanzierend.
Sehr gut ist auch die Verdünnung von Phytolacca im Verhältnis 1:4, diese Tinktur wird eingerieben. Der Erfolg tritt schnell ein.

Arsenicum album – bei Arsen brennt der Schmerz wie Feuer, der Schmerz kommt oft periodisch, nachts erreichen die Beschwerden ihren Höhepunkt.

Gelsemium – Wilder Jasmin – ist in D30 sehr gut für Neuralgien und Migräne. Einnahme: 3x/Tag je 3 Globuli.

Ranunculus – Knollenhahnenfuß – ist bei pleuritischen Schmerzen und Intercostalneuralgien gut geeignet, auch bei Krebs-Patienten.

Cedron – einschießende, lanzierende Schmerzen, Periodizität ist das Kennzeichen.

Radium bromatum – schwere anhaltende Schmerzen im ganzen Körper, Brennen der Haut. Hilfreich bei Radiumverbrennungen, über Frankreich zu beziehen.

Passiflora incarnata – heftige Schmerzen, verbunden mit Krämpfen, oft handelt es sich um Nervenschmerzen, diese Arznei wirkt sehr beruhigend, hilft beim Einschlafen.

Petasites officinalis – Pestwurz – bei Schmerzen in den Harnwegen und bei Pylorusschmerzen besonders geeignet, aber auch allgemein bei Schmerzen einsetzbar. Damit habe ich oft gute Erfahrung gemacht.

Belladonna – bei entzündungsbedingten Schmerzen mit Klopfen und lokale Rötung.

Aconitum napellus – bei Nervenschmerzen, oft durch kalten Wind verursacht.

Apis mellifica – bei stechenden, oft brennenden Schmerzen, oft bei Blasenentzündung und Nierenbeckenentzündung und auch beim Gerstenkorn, u.s.w.

Cantharis – bei stark brennenden Schmerzen wie Blasenentzündung und Eierstockentzündung, u.s.w.

Chelidonium – Schmerzen im Leber-Gallenbereich, starke Blähungen und Schmerzen unter dem rechten Rippenbogen.

Colocynthis – krampfartige Schmerzen, oftmals im Bauch, im Ischiasbereich und in der Blasengegend, Brennen in der Urethra bei Blasenentzündung.

Magnesium phosphoricum – krampfartige Schmerzen im Bauch, in der Hüfte und in den Muskeln, Wärme bessert.

Kalmia latifolia – ist ein Rheumamittel, heftige Neuralgien kommen vor, Schmerzen in den Gesichtsknochen.

Lac caninum – Schmerzen, welche ständig die Seite wechseln. Es können rheumatische Schmerzen sein im Rücken und in den Extremitäten, aber auch die Tonsillitis wechselt von Seite zu Seite.

Ledum palustre – Schmerzen von Gichtknoten, rheumatischer Schmerz in den kleinen Gelenken, Verschlechterung von Wärme, stark schmerzende Hämorrhoiden.

Aurum metallicum – Knochenschmerzen nachts, Kopfschmerzen auch nachts schlimmer.

Sulphur – brennende Schmerzen und Reißen in Armen und Händen, ziehende Schmerzen zwischen den Schulterblättern und rheumatische Schmerzen in der linken Schulter.

Bryonia – stechende und reißende Schmerzen, oftmals im Nacken, im Kreuz und in den Extremitäten, Verschlimmerung in Bewegung, Besserung in Ruhe.

Rhus toxicodendron – Kreuzschmerzen, reißende Schmerzen in Muskeln, Sehnen, Bändern und Gelenken, in Bewegung besser.

Kalium carbonicum – stechende Schmerzen im Rücken, in der rechten Schulter, in der Hüfte und in den Knien.

Medorrhinum Nosode – brennende Schmerzen an Fußsohlen und Händen, Rückenschmerz mit brennender Hitze.

Magnesium phosphoricum – gegen krampfartige Schmerzen, auch neuralgische Schmerzen und Kopfschmerzen. Hilft bei Blähungen. Bei Koliken vor der Menses gut einsetzbar.
Dosierung: Magnesium phosphoricum D6: alle 15 Minuten je 1 Tablette lutschen bis zur Besserung, dann 3x pro Tag je 1 Tablette.

Gnaphalium polycephalum – bei stechenden Neuralgien, oft nach Ischiasneuritis.

Argentum nitricum – Neuralgien im Kopfbereich.

Mezereum – neuralgische Schmerzen, oft ausgelöst durch Herpes-Zoster-Viren.

Silicea – Schmerzen in den Extremitäten, häufig linksseitig.

Weiterhin kommt die Hypnose-Behandlung in Frage, und oftmals die Vorstellung beim Neurotherapeuten. All diese Behandlungen regen die Selbstheilung an.

Keuchhusten

Hier sollte zuerst das **homöopathische Typenmittel** Einsatz finden. Ebenso die entsprechende Nosode, z. B. die Asthma- oder Grippe-Nosode, und auch die Erbnosode.

Eigenblutbehandlung und Eigenharnbehandlung bringen gute Resultate. Beides sind Hilfe zur Selbstheilung.

Bei der **Eigenharnbehandlung** kommen Einreibungen, Einläufe, Inhalationstherapie und die Injektionstherapie in Frage.

- **Einreibungen mit Eigenharn**
  Einreibungen sollten eigentlich Massage-Einreibungen heißen und dürfen nur mit der Hand durchgeführt werden. Man gibt am einfachsten Harn in einen Suppenteller, benetzt die flache Hand und massierte sachte auf einem Hautareal so lange ein, bis sich die Haut trocken anfühlt. Dann wird ein weiteres Hautareal behandelt. Bei einer Ganzkörperanwendung hat man also durchaus eine Stunde zu tun und das ist sehr wichtig. Die Massage bereitet durch ihre Wärme und Hautbewegung das Eindringen des Harnes in die Zellen vor und beruhigt die Nerven. Man soll die Massage in aller Ruhe und im warmen Raum (mit angewärmten Harn) durchführen. In Indien gibt es stets Personen im Haushalt, denen man diese Massage (auch mit altem und riechendem Harn) anvertraut. In Europa ist der Patient oft auf sich selbst angewiesen. Der Patient setzt sich dazu in einem warmen Raum nackt auf eine Unterlage, taucht die ganze Hand in einen mit Harn gefüllten Suppenteller und beginnt von den Zehen an seinen Körper aufwärts zu massieren. Er behandelt dabei jedoch stets nur die kleine Stelle, die seine Hand beim Auflegen bedeckt so lange, bis sie trocken massiert ist. Dann erst sucht er sich eine neue Stelle.
  Die Massage selbst wirkt bereits durchblutungsfördernd. Es wirken alle Harnsubstanzen, vorwiegend die Minerale und der Harnstoff (und seine Abkömmlinge) auf die Oberflächenzellen ein und erreichen und verändern besonders die Regulationsorte der Akupunktur. Wichtig erscheint die pH-Änderung der Haut zum Basischen hin. Wirkstoffe dringen auch bis zu den hinter den Oberflächenzellen liegenden Immunzellen – den Langhansschen Zellen – und informieren sie.
  Von großer Bedeutung dürfte die Mineralzufuhr auf die Akupunkturpunkte sein. Man kennt diese regulierende Wirkung bereits sehr lange durch die Anwendung von anderen übersättigten Minerallösungen (Totes Meer, Thermalwasser, Solebä-

der). Die Haut wird alsbald „satter", besser im Turgor, gesünder und jünger. Auch die von Dr. med. Helmboldt entwickelte Ionensalbe besitzt denselben Effekt und wirkt – wie Harn – besonders auf Narbengewebe membranstabilisierend und stellt die elektrische Leitfähigkeit wieder her. Der Harnstoff unterstützt diese Wirkung.
Grundsätzlich können die Einreibungen nach der abendlichen Körperreinigung vorgenommen werden. Die Einreibung soll von Kopf bis Fuß geschehen.

- **Einläufe mit Eigenharn**
  Der Einlauf mit Harn gehört zu den einfachen Hausmitteln, die man bei Fieberkrankheiten anstelle der in allen Hausmittelbüchern beschriebenen Wasser-Seife-Natron-Anwendungen verwenden kann. Man nimmt eine 50:50 Mischung Harn und Wasser. Die Oberflächenzellen des Dickdarms werden durch den Einlauf wie üblich gesäubert und der beigegebene Harn entfaltet seine zellreinigende und ernährende Wirkung auf der ständig von Bakterien und den Produkten belästigten Schleimhaut. Auch bei habitueller Verstopfung und bei Allergieschüben (z. B. bei Neurodermitisschub) sollte dieser Einlauf als Schnellreinigung zur Entgiftung durchgeführt werden.
- **Harninhalationen**
  Selbstverständlich kann man Harn auch inhalieren. Das mag sehr komisch klingen, aber es werden ganz andere und z. T. wirklich giftige Schwebstoffe vernebelt und in die Lunge gebracht. Man erinnere sich, dass der im Mutterleib in der Fruchtblase schwimmende Fötus Harn und Fruchtwasser sogar trinkt. Die Inhalation wirkt sehr spasmolytisch, reinigend, entzündungslindernd und antiallergisch. Zum Inhalieren benötigt man jedoch einen elektrischen Vernebler, z. B. einen Pariboy. Den Harn gibt man in die Vernebelungskammer. Anfangs kann (soll) man ihn mit Kochsalz verdünnen, ja man kann ihn auch anderen Medikamenten zusetzen, auch Allopathika. Später sollte man ihn alleine verwenden. Man inhaliert, so oft man will, eher öfter als selten und stets mindestens zehn Minuten. Grundsätzlich wird ausschließlich mit steril gemachtem Eigenharn inhaliert. Hierzu verwendet man am besten ein Bakterienfilter, da man nur kleine Mengen im Pariboy benötigt.

Die einzelnen Beschreibungen der Eigenharnbehandlungen sind dem **Eigenharnbuch von Johann Abele** entnommen.

Oftmals hatte ich auch gute Erfolge mit der **Neuraltherapie** nach Huneke.

Sudeck'sche Erkrankung

Die **Sudeck'sche Erkrankung** erfordert eine **homöopathische Behandlung** und zur Entgiftung eine **Cantharidenbehandlung**, außerdem eine **Eigenurintherapie**, welche sich in meiner Praxis seit 50 Jahren gut bewährt hat. Die Eigenurintherapie ist eine Umstimmungstherapie, die Selbstheilungskräfte werden mobilisiert.

Eine Ganzkörpermassage mit Eigenharn muss erfolgen und einige (ca. 4–5) Stunden einwirken und wird dann abgewaschen. Dies dient der Stoffwechselaktivierung. Die Durchführung wird unter „Keuchhusten" auf S. 108 eingehend erklärt.

Gegen die Schmerzen eignen sich sehr gut Packungen oder Umschläge mit **altem Urin**. Alter Urin ist viel intensiver in der Wirkung. Zubereitung: der Urin muss mindestens vier Tage alt sein. Man kann ihn in einem Tongefäß sammeln, welches immer zugedeckt werden sollte. Eine Zeit einwirken lassen und dann abwaschen.

Auch Trinkkuren, Wickel oder auch nur das Trinken vom Morgenurin bringen Hilfe.

Herpes Zoster

Die **homöopathische Arznei** steht wieder an erster Stelle.

Außerdem ist die **Eigenharnbehandlung** von großer Bedeutung, eine **Injektionsserie** mit Eigenurin kann zum Einsatz gebracht werden:

2–3x pro Woche s.c. spritzen; das erste Mal 0,2 ml, dann bei jeder weiteren Injektion um 0,2 ml steigern, bis 5 ml erreicht sind. Dann die Dosis nicht mehr erhöhen.

Ebenfalls mehrfach am Tag mit frischem, besser jedoch mit **altem Urin** einreiben. Alter Urin ist wegen seines Ammoniakgehaltes viel intensiver in der Wirkung. Zubereitung: der Urin muss mindestens vier Tage alt sein. Man kann ihn in einem Tongefäß sammeln, welches immer zugedeckt werden sollte.

Bei Erwachsenen sollte man an einen **Einlauf** denken (s. Seite 143).

Katarakt – Vorbeugung

Hilfe bringt die **Homöopathie** einschließlich der entsprechenden Nosode.

Augenbäder nach Kneipp sowie eine **Neuraltherapie** sind sehr zu empfehlen. Diese Methoden regen die Selbstheilung an.

Pseudokrupp

Auch hier kommt die **Homöopathie** als wichtigste Therapie in Frage, einschließlich einer miasmatischen Behandlung.

Bei Rezidiven Umschläge in der Halsgegend mit frisch gelassenem **Eigenurin** machen. **Harneinläufe** oder eine **Spritzenserie** s.c. mit Eigenurin, 3x pro Woche, mit 0,5 ml beginnen, um 0,1 ml steigern bis auf 3 ml. Bei Kleinkindern nur Einläufe und Umschläge. Überzeugen Sie sich vom Erfolg.

Außerdem:

- **Neuraltherapie** nach Huneke
- **Eigenbluttherapie** (Umstimmung)
- **Bach-Blüten-Therapie**

All diese Verfahren sind geeignet, um die Selbstheilung in Gang zu bringen.

Heuschnupfen, akut

Die **Homöopathie** steht im Vordergrund. An eine **Eigenblutbehandlung** zur Umstimmung und zur Anregung der Selbstheilung ist zu denken.

Die **Eigenharnbehandlung**, das Trinken vom Morgenurin hat sich sehr bewährt, auch vorbeugend.

Bei einer Konjunktivitis, hervorgerufen durch Heuschnupfen, wirken besonders Augenspülungen mit verdünntem sterilen (50:50) Harn, der später auch konzentriert eingesetzt wird.

Ebenso Augenkompressen mit Eigenharn.

Weichteilrheuma

Das **homöopathische Konstitutionsmittel** sollte als erstes eingesetzt werden.

Eine **Eigenblutbehandlung** mit Zusatz von homöopathischen Arzneien hat schon vielen geholfen in meiner 50-jährigen Praxistätigkeit.

Die Behandlung mit **Eigenharn** hat sich mehrfach bewährt. Die Morgendosis soll getrunken werden und 1x pro Woche sollte eine i.m. Injektion vorgenommen werden (0,5 ml von frisch gelassenem Urin). Die Dosis ist vom Verlauf abhängig, eventuell müssen die Injektionen auch in ansteigender Dosis vorgenommen werden. Dies muss ein erfahrener Therapeut entscheiden. Dem Harn können selbstverständlich auch homöopathische Arzneien beigemischt werden.

Klimakterische Hitzewallungen

Die zuverlässigste aller Reiztherapien ist die **Homöopathie** mit ihren auf die entsprechende Person passenden Arzneien.

Ebenso sind **Kneipp-Anwendungen** zu empfehlen, weiterhin **Moorbäder** und eine **Eigenblutbehandlung**.

Ganz wichtig ist eine **Eigenurin-Therapie** mit Injektionen von 1 ml Eigenurin„ nach einer Wallung abgenommen. Täglich i.m. spritzen, später 1x pro Woche. Und zusätzlich den Morgenurin trinken.

Hypnose-Sitzungen helfen auch immer, wie ich in 50 Jahren meiner Praxistätigkeit erfahren konnte.

Infektionskrankheiten und Kinderkrankheiten

Z. B. Scharlach, Röteln, Masern, Mumps: Hier regt die **homöopathische Arznei** die Selbstheilung an, bringt die Krankheitsstoffe auf die Haut, damit der Ausschlag kräftig wird und Meningitis und weitere Komplikationen verhütet werden. Dies ist enorm wichtig.

Und, wenn möglich:
2 Tage **fasten**, nur dünnen Früchtetee geben, besser aber **Basentee** nach Dr. Rau (Rezept s. Seite 138).

Die Krankheit dringend über den Darm ausleiten; das Fieber fällt dann rasch ab. 3x pro Tag ein **Kernseifen-Suppositorium** anwenden (s. Seite 143).
Bei größeren Kindern einen **Einlauf** vornehmen (s. Seite 143).

Es gilt gerade bei Kindern, die Selbstheilung anzuregen.

Altersschwerhörigkeit

Auch hier steht wie meist die **Homöopathie** an erster Stelle.

Ein **Cantharidenpflaster**, über dem Mastoid angelegt, ist zu empfehlen (s. Seite 51). Das sollte im 14-tägigen Wechsel mit einer **Blutegelbehandlung** durchgeführt werden und zwar mit 2 Blutegeln, 2 Monate lang, danach beides nur 1x pro Monat (s. Seite 53). Diese Therapien kurbeln die Selbstheilung an.

Altersflecken, Runzeln, Altershaut

Die **Homöopathie** ist Ausgangspunkt einer Behandlung, gleichzeitig wird der **Säure-Base-Haushalt** der Haut mit folgenden Arzneien behandelt:

Einreibung:
Rp.
50 ml Sanuvis D2
30 ml Citrokehl
10 ml Utilin-S D6
10 ml Sankombi
zusammen mischen, ca. 5 Tropfen 2x pro Tag auf die Flecken einreiben, über Monate.
Wenn der Säure-Base-Haushalt stimmt, können sich die Selbstheilungskräfte entfalten!

Einmassieren von frischem oder altem Harn, eine weitere zum Erfolg führende Möglichkeit, entnommen dem Buch von Johann Abele „Die Eigenharnbehandlung“:
Die indische Literatur empfiehlt sogar, den Harn zu kochen und auf zwei Drittel einzudicken. Damit massiere man gründlich. Dadurch erhöht man stark die Konzentration von Mineralien und Harnstoff. Die Haut wird strahlend, glänzend, verliert ihre Risse und Schrunden, wird glatt und geschmeidig.

Ganz einfach und erfolgreich sind die **Gesichtsbäder** nach Kneipp mit kaltem Wasser, so kalt wie möglich.

Reaktive Depression, Altersdepression

Es kommen aus der **Einzelmittelhomöopathie** sehr gute Arzneien in Frage, je nach Arzneimittelbild.

Lachesis muta – Tiefwirkendes Mittel, Patienten sind oft schwermütig, schlafen schlecht, Eifersucht und Argwohn sind Themen dieser Arznei, sehr gut für Zustände in den Wechseljahren geeignet. Morgens geht es dem Patienten schlecht, abends sind sie hellwach.

Cimicifuga – Starke Depressionen, Geschwätzigkeit, Neuralgien und Unruhe sind typisch, sehr schwere Schlaflosigkeit.

Lycopodium – Angst vor Einsamkeit, kein Selbstvertrauen, schwaches Gedächtnis, Feigheit und Verschlechterung am Nachmittag ab 16 Uhr sind typisch, verträgt keine warmen Zimmer und keine warme Anwendungen.

Natrium chloratum – Psychische Ursachen wie Sorgen und Kummer sind die Ursache, Fließschnupfen und Verlust von Geruch- und Geschmackssinn nach Virusinfekten sind körperliche Symptome, außerdem Kopfschmerzen und Müdigkeit.

Ignatia – Auch Zustand von Kummer und Sorge, aber mehr Enttäuschung und Zurückweisung. Patient ist verschlossen, introvertiert, sehr traurig.

Sepia – Patient hat keinerlei Interesse an Familie mehr, ist ganz gleichgültig.

Pulsatilla – Weint viel, sehr furchtsam, Patient fühlt sich an der frischen Luft besser, wenig Durst. Angst vorm anderen Geschlecht.

Aurum metallicum – Hoffnungslos, niedergeschlagen, Selbstmordgedanken, völliger Lebensüberdruss, alle Beschwerden sind nachts schlimmer. Arteriosklerose und Bluthochdruck sind oft körperliche Symptome.

Veratrum album – Im Arzneimittelbild findet man Depression und Manie, Kollaps mit kaltem Schweiß auf der Stirn, Durchfall, Erbrechen, Frösteln mit extremer Kälte. Boericke nennt es „kalt wie der Tod".

Arsenicum album – Tiefwirkendes Mittel, Unruhe und Angst sind typisch, Geiz und Pedanterie außerdem große Erschöpfung nach der leichtesten Anstrengung, nächtliche Verschlimmerung und Todesangst sind kennzeichnend.

Acidum phosphoricum – Leicht erschöpft, apathisch, gleichgültig, geistige Schwäche, körperliche Schwäche nach Anstrengung.

Conium maculatum – Depressionen alter Leute, Schwäche, Zittern und Arteriosklerose sind die Themen, weiterhin Kräfteverlust und Müdigkeit beim Gehen, Gedächtnisschwäche und Abneigung gegen das Alleinsein sind typisch.

Staphisagria – Hypochondrie, Wut, verdrießlich, empfindlich was Ärger und Kränkung betrifft. Kummer und Beleidigung sind Stichworte, welche für diese Arznei passend sind.

Ein guter Homöopath wird das passende Mittel für Sie finden und Ihnen damit helfen. Oftmals muss auch eine passende Erbnosode zum Einsatz kommen. Mit dieser Behandlung hatte ich sehr gute Erfolge.

Sehr gut kann man die Homöopathie mit einer **Bach-Blüten-Therapie** kombinieren. Ein Bach-Blüten-Therapeut wird die richtigen auswählen. Meist kommen 4–5 Blüten in einer Behandlungsperiode zum Einsatz. die Bach-Blüten-Therapie als alleinige Therapie hilft vorbeugend sehr gut.

Und eine sehr erfolgreiche Umstimmungstherapie, welche auch auf psychischem Gebiet die Selbstheilungskräfte anstößt, sind die Wasseranwendungen nach **Kneipp**. Diese sind nachgewiesenermaßen stimmungsaufhellend. Kalte Ganzkörperwaschungen und Wassertreten sind sehr erfolgreich (siehe Seite 41). Weitere Anwendungen muss ein erfahrener Badearzt für Sie persönlich nach gründlicher Untersuchung zusammenstellen, welche Sie dann auch zu Hause durchführen können und sollen. Es lohnt sich!

Ausleitungstherapie eventuell bei guter Konstitution und nach gründlicher Untersuchung:

1–2 **Blutegel**, 1x pro Monat hinter jedes Ohr setzen, oder 1 **Cantharidenpflaster**, auch 1x pro Monat, über der Kreuzbeingegend anlegen.

Diese Anwendungen helfen oftmals, wenn andere Therapien nur wenig Hilfe bringen.

Weitere Möglichkeiten der Umstimmung, welche sich in meiner 50-jährigen Praxistätigkeit bewährt haben:

- **Eigenblutinjektion nach Harald Krebs**
  1. + 2. Woche: Injektionen am MO, MI + FR,
  3.–6. Woche; Injektionen am MO + FR:
  0,5 ml Eigenblut plus 1 Ampulle des homöopathischen Konstitutionsmittels i.m. spritzen.
  Anschließend wird monatlich eine Wiederholungsinjektion verabreicht.

- **Die ätherischen Öle der Nadelholzbäume** beruhigen das vegetative Nervensystem, lösen Stress auf, helfen beim Ein- und Durchschlafen. Die Patienten, welche sich in depressiven Phasen viel im Wald, bevorzugt Nadelwald, aufhalten, benötigen weniger Psychopharmaka. Doktor Wald ist ein altes und auch heute wieder ein großes Thema.
- Eine weitere Hilfestellung ist von der **Hypnosetherapie** zu erwarten.

Dies sind alles Methoden, welche die Selbstheilung anstoßen.

Haarausfall

Die **Homöopathie** steht im Vordergrund.

Dringend empfehle ich die täglichen **Harneinreibungen**, das Trinken der Morgenportion Urin und 1x pro Woche Packungen mit Eigenurin.

An eine **Eigenblutbehandlung** muss man denken. Mit diesen Therapien zur Anregung der Selbstheilung hatte ich über 50 Jahre gute Erfolge.

Kinderwunsch-Behandlung der Frau

Die **Homöopathie** kommt hier zuerst zum Einsatz, zusätzlich den **Morgenurin** täglich trinken, über den gesamten Behandlungszeitraum.

Manchmal sollte man die homöopathische Therapie mit einer **Bach-Blüten-Behandlung** kombinieren, je nachdem welche Person man vor sich hat.

Die australischen Buschblüten haben auch schon einige Male meinen Patientinnen geholfen.

Obstipation

Die **Homöopathie** ist als die wichtigste Methode zur Selbstheilung anzuwenden, außerdem kalte **Leibwaschungen** nach Kneipp und Bauchmassagen mit **Eigenurin** (siehe unten).

Auch **Ganzkörperwaschungen**, so kalt wie möglich, und **Wassertreten** sind sehr hilfreich. Die Selbstheilung kommt in Gang.

Bei psychischen Ursachen muss man an eine **Bach-Blüten-Behandlung** denken.

Auch mit einer **Eigenblutbehandlung** (ohne Zusätze) hatte ich große Erfolge.

Bauchmassage mit Eigenurin
Die Bauchmassage macht man am besten in Rückenlage mit angezogenen Beinen nach Rosendorff. Erst etwa fünfzigmal mit dem Daumenballen der (rechten) Hand (die andere Hand legt man darüber) vom Brustbein über den Magen abwärts streichen und den Druck stetig erhöhen. Danach fünfzig zirkuläre Massagetouren um den Nabel im Uhrzeigersinn. Die Kreise immer größer werden lassen, bis der gesamte Bauch massiert wird, also letztlich rechts am Becken beginnend nach oben zu den Rippen hin aufwärtsdrücken, in Höhe der Rippen bis zum Becken das Darmende ausmassieren. Der Darmausgang liegt unten links! Zuletzt wird nochmals der Magen fünfzigmal ausgestrichen.

Osteoporose

Hier kommt die **homöopathische Arznei** einschließlich der **Erbnosode** zum Einsatz. Zusätzlich zur Umstimmung wird eine **Eigenblutbehandlung** mit Einbeziehung der homöopathischen Einzelmittel in Erwägung gezogen.

Empfehlenswert sind auch **ätherische Öle**, die Beta-Pinene enthalten. Die Pinene hemmen die knochenabbauende Zellen. Doktor Wald wird immer wieder neu entdeckt, der Nadelwald hat den Vorrang.

Otosklerose

Auch hier ist die **homöopathische Arznei** das Mittel der Wahl und sollte immer an erster Stelle kommen.

Als Zusatz sollte man eine **Blutegel-Therapie** zum Einsatz bringen: Zu Beginn 1–3x pro Woche 2 Blutegel ans Mastoid setzen, die Häufigkeit je nach Verheilung, dies 2–3 Wochen lang, später dann nur noch alle 3 Wochen. Bei sehr schwachen Patienten immer nur ein Ohr behandeln, d. h. im Wechsel werden somit beide Ohren behandelt.

Grüner Star

Ausgangspunkt ist die **homöopathische Behandlung**.

Anschließend eine **Blutegelbehandlung**: alle 6 Wochen 2–3 Blutegel hinter jedem Ohr ansetzen, im Wechsel, einmal rechts, einmal links.

Augenbäder nach Pfarrer Kneipp einsetzen (siehe S. 143).

Diese Methoden regen die Selbstheilung an, ohne die in unserem Körper nichts passiert.

Hypoglykämie

Hier hilft eine Kombination aus **homöopathischer Arznei** und den **Rescue Remedy Tropfen** von Dr. Bach.

Rescue Remedy Tropfen werden im Abstand von 10 Minuten 2x je 2 Tropfen auf die Zunge oder auf die Innenseite der Unterlippe geträufelt. Die Selbstheilungskräfte reagieren sofort auf diese Behandlung und können sich entfalten.

Arteriosklerose

Die passenden **homöopathischen Arzneien** sollten unbedingt Einsatz finden.

Außerdem sind **Kneipp-Kuren** unter Anleitung eines Badearztes wichtig.

Eine **Eigenblutbehandlung** mit Zusatz von homöopathischen Arzneien bietet auch immer wieder große Hilfe.

Ebenso ist zu einer **Blutegelbehandlung** zu raten, wobei die Tierchen über dem Kreuzbein angesetzt werden. Dadurch werden die Gefäße gereinigt.

Auch an **Fastenkuren** unter Anleitung eines Fastenarztes ist zu denken.

Pruritus senilis – Altersjuckreiz

Hier helfen die **passenden homöopathischen Arzneien** und **Bäder** mit Zinnkraut bzw. Kamillenextrakt.

Die **Ausleitung** über den Darm in Form von kleinen **Einläufen** 1x pro Tag nicht vergessen (s. Seite 143).

Bei nervösen Patienten, denen z. B. alles nicht schnell genug geht, und bei Verdacht auf eine psychische Ursache hilft die **Bach-Blüte Impatiens** (drüsentragendes Springkraut). Einnahme morgens und abends je 1 Tropfen aus der Stock bottle unter die Zunge geben.

Nach einigen Tagen, wenn der Juckreiz noch nicht verschwunden ist, empfehle ich eine **Eigenblutbehandlung** nach Harald Krebs.
Die Eigenblutinjektionen werden in langsam ansteigenden Dosierungen ohne Medikamentenzusatz injiziert:

- täglich ansteigend: 0,1; 0,2; 0,3; 0,4; 0,5 ml Eigenblut intrakutan als Quaddel
- 3-tägig ansteigend: 0,6; 0,7; 0,8; 0,9; 1,0 ml Eigenblut subkutan
- 5-tägig ansteigend: 1,0; 1,5; 2,0; 2,5; 3,0 ml Eigenblut intramuskulär

- alle 10 Tage: 3,0 ml Eigenblut intramuskulär
- danach alle 20 Tage: 3,0 ml Eigenblut intramuskulär

Bei ausgeprägtem Pruritus wird durch Hinzufügung des passenden homöopathischen Mittels die Wirkung verstärkt.

Ganzkörpereinreibungen mit **Eigenharn** bzw. Trinken des Morgenurins haben sich bewährt. Die Selbstheilung wird auf diese Weise angeregt.

Hypertonie

Auf jeden Fall muss die passende **homöopathische Arznei** zur Anwendung gebracht werden.

Zusätzlich **Kneipp-Verfahren** wie Ganzkörperwaschungen mit kaltem Wasser, Wechselgüsse, kalte wie warme Güsse, Schenkel- und Kniegüsse regen die Selbstheilung an.

Die **Waldmedizin**, mehrstündige Wanderungen im Wald, vor allem im Nadelwald, helfen. Die ätherischen Öle der Nadelbäume enthalten Terpene, die durch die Atmung aufgenommen werden und so ins Blut gelangen.

Außerdem helfen die **Bach-Blüten-Behandlung** und die Behandlung mit den **australischen Buschblüten**. Z. B. haben sich folgende Blütenessenzen bewährt: Isopogon, Dagger Hakee, Red Grevillea und Wild Potato Bush. Eine genaue Beschreibung finden Sie auf Seite 89.

Auch der **Neuraltherapeut** kann oftmals helfen.

Die Behandlung mit den ätherischen Ölen ist besonders hilfreich und manchmal rate ich auch zu einer **Hypnose-Behandlung**.

Die Methoden regen die Selbstheilungskräfte an. Ein guter Arzt findet die richtige Methode, um die Selbstheilung zu aktivieren.

Eine **Blutegelbehandlung**, das Ansetzen von Blutegeln im Kreuzbein, hilft auch sehr, sehr gut. Die Anzahl der Tiere und die Abstände werden durch die Konstitution bestimmt.

Restless Legs

Eine entsprechende **homöopathische Arznei** und eine **Ölmischung** von Maria M. Kettenring finden Anwendung:

Rezept:
100 ml Jojobaöl
7 Tropfen Atlaszeder
3 Tropfen Melisse 100 %
7 Tropfen Lavendel fein
13 Tropfen Bergamotte
Die Beine abends einreiben.

Kneipp'sche Anwendungen: Wassertreten abends bzw. Unterschenkelgüsse.

Dies sind alles Methoden zur Selbstheilung.

Der **Doktor Wald** und die **Hypnose** (eventuell Selbsthypnose) beruhigen.

Zeckenbiss

Die **homöopathische Nosode** zum Einsatz bringen.

Eine weitere Methode, um die Selbstheilung anzukurbeln ist die **Einreibung** der Bissstelle mit Eigenurin und Rescue Remedy Salbe.

Prostatitis, akut

Die **homöopathische Arznei** kommt wieder zuerst in Frage.

Heiße **Fußbäder** mit Alkala oder Schiele Fußbäder (Reformhaus) mit Kamille.

Bei hartnäckigen Fällen **Einmassieren von Eigenurin**, oberhalb der Symphyse und in den Leisten beidseitig.

Cantharidenpflaster oberhalb der Symphyse auflegen.

All das sind Methoden, um die Selbstheilung anzuregen.

Folgen von Schock bzw. Schreck

Anwendung des **homöopathischen Mittels** und zusätzlich **Rescue Remedy Tropfen**, stündlich 2 Tropfen am ersten Tag, dann 3x je 2 Tropfen pro Tag, 1–2 Wochen lang. Auf die Zunge geben oder auf die Innenseite der Unterlippe.

Außerdem helfen die **Anwendungen des Wasserdoktors Kneipp**, z. B. Wassertreten oder auch Ganzkörperwaschungen mit kaltem Wasser, so kalt wie möglich.

Angststörung

Oftmals reicht eine **Bach-Blüten-Behandlung** aus, wenn die Angst nur vorübergehend ist und man den Grund der Angstauslösung kennt. Die verschiedenen Arten der Ängste können von unterschiedlichen Bach-Blüten beruhigt werden:

Mimulus – der Patient hat Angst vor etwas Bestimmten. Er kann dies benennen.

Aspen – es handelt sich um vage Ängste. Der Patient kann dies oft nicht beschreiben.

Rock Rose – panische Angst, der Patient kann die Gründe nennen.

Pine – der Patient hat Schuldgefühle und Angst vor Strafe.

Zusätzlich:

Rp.
Rescue Remedy Tropfen 5,0 ml
Sweet Chestnut Tropfen ad 6,0 ml
Von dieser Tropfenmischung zu Beginn alle 10 Minuten je 2 Tropfen auf die Innenseite der Unterlippe geben, später stündlich oder seltener, wenn das Ereignis näher rückt oder auch vage Ängste besonders heftig sind.

Wenn die Angst z. B. mit einer Depression einhergeht, dann kommt zu der Bach-Blüten-Therapie auch das **homöopathische Einzelmittel** in Frage. Dies ist die spezifischste aller Reiztherapien. Außerdem muss an eine psychiatrische Behandlung gedacht werden.

Auch die **Kneipp-Therapie** hat gute, hilfreiche Vorschläge: z. B. Ganzkörperwaschungen mit kaltem Wasser, so kalt wie möglich, sowie Wassertreten und Güsse.

Eine **Hypnosebehandlung** bringt auf jeden Fall Hilfe.

Mit diesen Behandlungsarten kommt die Selbstheilung in Gang.

Bei einer **Trauerreaktion** empfehle ich eine **Bach-Blüten-Mischung**:

Rp.
1 Fläschchen von 30 ml mit einer Gummitropfpipette
je 3 Tropfen der Stock bottles der Ziffern **16/20/29/35** hineingeben,
auffüllen mit ⅓ Alkohol (Himbeergeist oder Alkohol innerlich aus der Apotheke) oder ⅓ Apfelessig (falls Alkohol ein Hindernis ist)
und ⅔ stillem Wasser aus einer Heil- oder Mineralquelle (Leitungswasser nur im Notfall verwenden und in diesem Fall die Mischung nicht länger als 1 Woche im Kühlschrank aufheben).

Von dieser Mischung werden täglich 3x je 4 Tropfen genommen, über 6–8 Wochen.

Bei **Verlust eines geliebten Menschen zusätzlich** die Kalifornische Blüte:

Bleeding Heart. (Certified Biodynamic), täglich 3x je 4 Tropfen, auch 6–8 Wochen lang.

Ebenfalls die Rescue Remedy Tropfen zum Einsatz bringen: 3x pro Tag je 4 Tropfen auf die Stirn tupfen, nicht einmassieren. Die Dosierung richtet sich nach dem Verlauf, dies sind nur Anhaltspunkte. Ein Bach-Blüten-Therapeut findet für Sie weitere passende Blüten und die entsprechende Dosierung.

Eine **Hypnose-Behandlung** kann bei chronischem Verlauf von Vorteil sein.

Gonarthrose, aktiviert – Kniegelenksentzündung

Eine entsprechende **homöopathische Arznei** muss zum Einsatz kommen, außerdem ein **Cantharidenpflaster** über dem Trochanter major legen oder 3 **Blutegel** an diese Stelle setzen. Diese Therapien können wiederholt werden: Cantharidenpflaster im Abstand von 20 Tagen, die Blutegel 3x im Abstand von 3 Tagen, danach alle 3 Wochen.

Entsäuerungswannenbäder bringen Hilfe, ebenso eine **Fastenkur** bei immer wiederkehrenden Schmerzen über 10 Tage mit dem **Basentee** nach Dr. Rau (s. Seite 138)

Lokale Anwendung:
Anlegen eines **Salbenverbandes mit Ichthyol** pur oder Ichthyol 20 %. Die schwarze Salbe wird messerrückendick aufgetragen, mit Watte abgedeckt und mit einer Mullbinde umwickelt. Der Verband bleibt 24 Stunden und muss eventuell noch 1x wiederholt werden. Bei einer hartnäckigen Kniegelenksentzündung kann dieser Verband mehrmals wiederholt werden. Unter den Ichthyol-Verband kann man Rescue Remedy Salbe streichen.

Umschläge mit warmem, frisch gelassenem **Urin**, mit **Heilerde** gemischt, brachten stets große Hilfe. Alter Urin, 4 Tage alt, in einem Tongefäß gesammelt und abgedeckt, eignet sich besonders gut.

Chronische Polyarthritis

Die passenden **homöopathischen Arzneien** müssen herausgefunden werden und zum Einsatz kommen.

Weitere Verfahren:
Gegen die Schmerzen empfehle ich warme **Umschläge** oder Packungen mit frischem, mit Heilerde gemischtem, oder altem **Urin**. Besser ist alter Urin, d. h. der Urin muss mindestens 4 Tage lang in einem

Tongefäß gesammelt sein. Ebenfalls kann **Gelenköl** nach F. Viehauser benutzt werden (s. Seite 141).

Eine **Blutegeltherapie** hilft gegen Schmerzen zuverlässig und anhaltend, ebenso ein Cantharidenpflaster. Beide Anwendungen dienen der Entgiftung und stoßen die Selbstheilung an.

Wechselwarme Güsse, Knie- und Schenkelgüsse nach **Kneipp** sind zu empfehlen, allerdings bitte nicht im entzündlichen Stadium, doch unbedingt zwischendurch!

Zur Umstimmung ist in diesem Fall sehr gut eine **Eigenblut-Therapie** nach Harald Krebs, Heilpraktiker, geeignet. Diesen Vorschlag habe ich mehrfach mit gutem Erfolg angewandt.

Alle 5 Tage wird Eigenblut in ansteigender Dosierung zunächst subkutan später i.m. injiziert.
Die passende **homöopathische Arznei** in Ampullen **zuzüglich:**
1. Injektion 0,2 ml Eigenblut
2. Injektion 0,3 ml Eigenblut
3. Injektion 0,5 ml Eigenblut
4. Injektion 1,0 ml Eigenblut
5. Injektion 1,5 ml Eigenblut
6. Injektion 2,0 ml Eigenblut
7. Injektion 2,5 ml Eigenblut
8. Injektion 3,0 ml Eigenblut

Auch eine **Neuraltherapie** kommt in Frage.

An den **Säure-Base-Haushalt** muss man immer denken, vielleicht auch an eine **Fastenkur** unter Aufsicht eines Fastenarztes. So werden die Selbstheilungskräfte optimal angestoßen.

Tendonitis

Das **homöopathische Typenmittel** ist die beste Wahl!

Außerdem sind **Aschner-Verfahren** wie Cantharidenpflaster und Blutegel hilfreich.

Das **Gelenköl** nach F. Viehauser kann vorteilhaft zum Einsatz kommen (s. Seite 141).

Eine **Eigenharntherapie** ist sehr zu empfehlen:

- Einreibungen
- Wickel
- Injektionsserie einmal wöchentlich 0,5 ml
- Morgenportion trinken

Wie bei allen rheumatischen Leiden muss die gesamte Konstitution beobachtet und der „Krankheitsherd" (mehrere Störfelder) eliminiert werden. Die Vorstellung beim **Neuraltherapeuten** muss manchmal erfolgen.

Dies sind alles Methoden, welche die Selbstheilung ankurbeln.

Chronische Bronchitis

Außer der **homöopathischen Behandlung** kommt eine **Neuraltherapie** und eine **Eigenblutbehandlung** in Frage. Damit hatte ich über Jahrzehnte beste Erfolge.

Man sollte die **Wickel** nicht vergessen, z. B. Zitronenwickel, Eukalyptusauflagen, Senfwickel oder Kartoffelsäckchen bzw. Quarkwickel.

Krebsprophylaxe

Auch hier können die Selbstheilungskräfte ihre Wirkung entfalten, wenn sie durch eine **homöopathische miasmatische Behandlung** angestoßen werden.

Die **regelmäßige Bewegung** an der frischen Luft wie Wanderungen, Bergwandern, Skilanglauf, Schwimmen in offenen Seen tun dem Körper und der Seele gut, was wiederum der Selbstheilung dient.

Wichtig ist eine 3-wöchige **Fastenkur** 1x im Jahr in einer Fastenklinik, denn das Teilfasten hilft nicht so gut, den Körper zu entgiften. Auch hier wird die Selbstheilung angestoßen.

Einen Vorschlag eines miasmatisch arbeitenden Homöopathen stelle ich Ihnen vor, Professor Müller und auch ich halfen auf diese Weise den Menschen, in deren Familie die Krebskrankheit gehäuft vorkam:

Injektionstherapie gegen Präcancerose

Rp. I

Lymphogranulomatose D30 .... Amp. V
+ Glandula lymphatica suis Heel .... Amp. V
+ Ubicinon comp. Heel .... Amp. V
+ Kohlhernie D30 .... Amp. V

Rp. II

Chondrosarkonium D30 .... Amp. V
+ Hepar suis Heel .... Amp. V
+ Coenzyme comp. Heel .... Amp. V
+ Aqua R500 D30 Amp. (Stauffen) .... Amp. V

Rp. III

Plasmozytom D30 .... Amp. V
+ Medulla ossis suis Heel .... Amp. V
+ Glyoxal Heel .... Amp. V
+ Bacillinum D30 = Tuberculinum D30 .... Amp. V

Rp. IV

Corpus pinale Heel .... Amp. V
+ Cortison D30 .... Amp. V

Rp. V

Lymphograulomatose D200 .... Amp. V
+ Splen suis Heel .... Amp. V
+ Ubichinin comp. .... Amp. V

Rp. VI

Chondrosarkonium D200 .... Amp. V
+ Thalamus comp. Heel .... Amp. V
+ Coenzyme comp. Heel .... Amp. V
+ Carbo animalis D200 .... Amp. V

Rp. VII

Plasmozytom D200 .... Amp. V
+ Glandula Thymi .... Amp. V
+ Glyoxal Heel .... Amp. V
+ Bacillinum D200 = Tuberculinum D200 .... Amp. V

Rp. VIII

Cortison D200 .... Amp. V

(In der Serie 4 + 8 kommt das entsprechende Schwachorgan zum Einsatz, z. B. bei der Diagnose Polyposis coli *Colon suis Injeel,* bei einer Präcancerose der Haut *Cutis suis Injeel*)

- Bei Brustkrebs ist Mamma suis Injeel das Mittel der Wahl.
- Bei Prostatakrebs ist Prostata suis Injeel angezeigt.

Diese Arzneien dienen ausschließlich der Immunmodulation.

Diese Spritzenkur wird im Wechsel alle 2 Wochen verabreicht, über 1 Jahr. Dann weiterhin je nach Entwicklung. Meistens muss sie 2 Jahre zum Einsatz kommen. Man kann sie später dann auch alle 3 Wochen geben, und dann noch 1 Jahr lang alle 4 Wochen. Das kommt auf den Verlauf an.

Es werden die Ampullen der Serien von 1–8, jeweils 2–4 Ampullen, zusammen aufgezogen und supraclaviculär, axillär oder inguinal im 2-wöchentlichen Wechsel gespritzt.
Es erfolgen jeweils 4 Einstiche in die Nähe der **Lymphknoten**, z. B.:
1. Sitzung: die Injektion erfolgt durch 4 Einstiche supraclaviculär
2. Sitzung: die Injektion erfolgt durch 4 Einstiche axillär
3. Sitzung: die Injektion erfolgt durch 4 Einstiche inguinal

Und wieder von vorne, 1x alle 2 Wochen, 1 Jahr lang, usw.

Orale Medikation

Danach:
Hydrastis canadensis D2
+ Phytolacca D4
im täglichen Wechsel, 3x pro Tag je 1 Tablette des entsprechenden Mittels, unter die Zunge legen, 8 Wochen lang.

Anschließend:

das Typenmittel in der Niederpotenz (D2–D6), 3x pro Tag je 1 Tablette, 8 Wochen lang.

Arthrose der Gelenke

Diese Erkrankung wird durch das **homöopathische Mittel** sowie durch **Fasten** in einer Fastenklinik gelindert bzw. zum Ausheilen gebracht, Teilfasten genügt nicht.

In hartnäckigen Fällen sollte man die Morgenportion **Eigenurin** trinken.

Hilfreich sind Quaddeln (mit Procain- und anderem Zusatz) sowie Umschläge mit Eigenurin.

Die Ausleitungsverfahren **Schröpfen und Blutegelbehandlung** eignen sich gut und nehmen die Schmerzen.

Otosklerose

Hier kommt das **homöopathische Konstitutionsmittel** zu Hilfe und außerdem soll eine **Blutegel-Therapie** zum Einsatz kommen:

Zu Beginn 1–3x pro Woche immer 2 Blutegel ans Mastoid setzen, die Häufigkeit je nach Verheilung, dies 2–3 Wochen lang. Später dann nur noch 1x alle 3 Wochen.

Sinusitis frontalis und Sinusitis maxillaris – chronisch

Diese Diagnose erfordert eine **homöopathische Typenmittelbehandlung** und eventuell zusätzlich eine **Eigenblut-Behandlung**:

2,0 ml Eigenblut und 1 Ampulle des geeigneten homöopathischen Mittels i.m. intragluteal spritzen.

2x pro Woche, 2 Wochen lang, anschließend 1x pro Woche für weitere 2 Wochen. Nach diesen 4 Wochen 1x alle 14 Tage.

Schiele **Fußbäder** sind hilfreich bzw. Fußbäder mit 2 EL Senfmehl.

Sinubronchitis

Das **homöopathische Einzelmittel** hat den ersten Platz, außerdem die **Grippe-Nosode** in Form von Grippe-Nosode-Injeel, 2x pro Woche 1 Ampulle trinken, 4 Wochen lang.

Senfbäder sollen eingesetzt werden, 2 EL Senfmehl auf 1 Fußbad.

In ganz chronischen Fällen zusätzlich **Utilin-S D6** (Holomed), 1 Kapsel pro Woche, 4–6 Wochen lang. Dies ist auch eine Reiztherapie, eine Umstimmungstherapie, welche die Selbstheilung in Gang setzt.

Kartoffelsäckchen und **Senfwickel** an Stelle von Fußbädern eignen sich auch sehr gut, außerdem **Quarkwickel**.

Omarthritis

Bei einer Omarthritis empfehle ich das **homöopathische Mittel** zum Einsatz zu bringen und zur Entgiftung und Ausleitung eine **Cantharidenbehandlung** bzw. **Blutegel** einzusetzen, um die Selbstheilung zu mobilisieren.

Auch das Trinken von **Morgenurin** ist empfehlenswert. Dadurch kommt ebenfalls die Selbstheilung in Gang.

Intercostalneuralgie

Bei dieser Diagnose verhält es sich ähnlich. Das **homöopathische Mittel**, die **Entsäuerungstherapie** (2x am Tag 1 ML Alkala N Pulver in heißem Wasser auflösen sowie 2x am Tag 1 EL Sanuvis einnehmen), das Auflegen von **Blutegeln** im Kreuzbein bzw. das Anlegen eines **Cantharidenpflasters** oder auch das **Baunscheidtieren** regen die Selbstheilung an.

Gelenköl nach F. Viehauser hilft ganz besonders gut (s. Seite 141).

Und immer mal an die Heublumenauflagen, „das Schmerzmittel von der Wiese“, denken.

Bursitis

Diese Erkrankung erfordert das **homöopathische Mittel, Ichthyol Salbenverbände**, außerdem **Packungen mit altem Urin**, eventuell eine **Blutegelbehandlung**. Diese Methoden stoßen die Selbstheilungskräfte an.

Ichthyol Salbenverband:
Ichthyol pur oder Ichthyol 20 %, je nachdem was in der Apotheke erhältlich ist. Die schwarze Salbe wird messerrückendick aufgetragen, mit Watte abgedeckt und mit einer Mullbinde umwickelt. Der Verband bleibt 24 Stunden und kann bei Bedarf noch 1x wiederholt werden.

Alter Urin:
Der Urin muss mindestens 4 Tage lang in einem Tongefäß gesammelt und abgedeckt werden. Einige Zeit als Packung einwirken lassen und dann abwaschen.

Blutegeltherapie:
Die Blutegel anfangs 3x pro Woche, 2 Wochen lang, angesetzt, dann alle 3 Wochen 2x pro Woche, 4x insgesamt, je nach Verlauf.
Man sollte auch immer mal wieder an die **Rescue Remedy Salbe** denken. Diese kann unter jeden anderen Salbenverband gestrichen werden. Die Rescue Remedy Salbe hat in der Chiropraxis einen hohen Stellenwert.

11 Anhang

Rezepte

Diät nach Dr. Konrad Werthmann

Dr. Konrad Werthmann
Facharzt für Kinder- und Jugenheilkunde, Arzt für Allgemeinmedizin, A-5020 Salzburg
Diätanleitung für chronisch Kranke und Allergiker
Verboten:

1. KUHMILCH und ihre PRODUKTE
   Butter, Quark, Molke, Käse, SCHOKOLADE, herkömmliche Margarine, französisches Salatdressing
2. HÜHNEREI und seine PRODUKTE
   Kuchen, Torten, Knödel, Paniertes (Gebackenes), Mayonnaise, Pfannkuchen, Löffelbiskuits, chinesische Frühlingsrolle, Eierteigwaren, Kekse
3. NÜSSEMIX und ZELLULOSEBELASTUNG
   Hasel-, Walnüsse, Nutella, Nuss-Müsliriegel, Mandeln, Kokosnuß, grobkörnige Vollkornbrote, Kerne (Sonnenblumen-, Kürbis-, Pinienkerne), Frischobst, Frischgemüse, Frischsalat, Trockenobst, Rohkostsalate
4. HISTAMINBRINGER
   Dosenfische, Sardinen, Sardellen, Schweinefleisch, Speck, Hasen- und Kaninchenfleisch
5. NASENALLERGIKER (Nebenhöhlen, Pollinose, Dauerschnupfen)
   ZWIEBEL in jeder Form, SUPPENWÜRFEL, Schnittlauch, Knoblauch, Lauchgemüse, Senf, Ketchup

6. SÄUREBRINGER (wie Zitrusfrüchte, Kiwi, Beerenobst)

Erlaubt:

1. Ersatz für KUHMILCH

   Für Säuglinge: Sojamilch MILUPA SOM (und -Brei) HUMANA SL (und -Brei), GALACTINA MAMMINA

   Ältere Kinder/Erwachsene: Sojamilch und Produkte: Sojadrink, Sojadessert, Sojadream (Schlagsahne), Sojacream (Sauerrahm)

   Ziegenmilch und Produkte (immer ½ Milch - ½ Wasser): Ziegenjoghurt, -Butter, -Käse, -Quark

   Schafmilch und Produkte – immer ½ Milch - ½ Wasser (aus Werthmann – Schaf- und Ziegenmilch:

   Schafjoghurt, -Käse, -Butter, -Quark

   Kuhmilchfreie Margarine:
   ALSAN-S 250g, VITASIEG 500g, DIE GUTE EDEN 500g, SANOMIO 500g, VITAZELL 250g

   Kochschokolade, Wassereis

2. Ersatzbindemittel für das Ei
   Pfeilwurzmehl, Mondamin, Maizena
   Ersatzeier, Puten-, Wachtel-, Gänse-, Enteneier
   Teigwaren: Original italienische Teigwaren, Hartweizengrießnudeln

3. Ersatz für den Nüssemix und die Zellulosebelastung
   GEKOCHTES Obst, GEKOCHTES Gemüse, GEKOCHTE Salate, Gegrillte Bananen

4. Ersatz für Histaminbringer
   Fische blau, gegrillt, Forellen, Saiblinge, (Karpfen oft zu fett), Scholle
   Schaf-, Rind-, Ziegen-, Lammfleisch, Puten, Hühner-, Gänse-, Entenfleisch
   Rinderhartwurst, Fohlenwurst, Schafwurst
   KARTOFFELN, Reis, Polenta

Blasenteemischungen

Folgende Teemischungen desinfizieren den Harn. Bei akuten Beschwerden 1–2 Liter täglich trinken.

1. Mischung:

20 g Birkenblätter
20 g Goldrutenkraut
20 g Orthosiphonblätter (Katzenbartblätter)
30 g Bärentraubenblätter
(Bärentraubenblätter brauchen einen alkalischen Urin, um ihre Wirkung zu entfalten)
10 g Pfefferminzblätter

1 Esslöffel Teemischung mit 150 ml (1 Tasse) kochendem Wasser übergießen, 10 Minuten ziehen lassen, abseihen, ca. 4 Tassen pro Tag warm trinken.

2. Mischung:

60 g Hauhechelwurzel
30 g Birkenblätter
10 g Buccoblätter

1 Esslöffel Teemischung mit 150 ml (1 Tasse) kochendem Wasser übergießen, 10 Minuten ziehen lassen, abseihen, ca. 4 Tassen pro Tag trinken.

Blasentee nach Prof. Müller

Rezept:

Radix Levistici
Hb. Equiseti
Fl. Stoechados
Folia Uvae ursi
Fol. Myrtilli āā ad 200,0

1 Teelöffel pro Tasse mit kochendem Wasser übergießen, über Nacht oder mindestens 5 Stunden ziehen lassen, 3–5 Tassen pro Tag trinken, am besten warm.

Basentee nach Dr. Rau

Rezept:

Gartenbohnen, Zucchini und Sellerie lässt man zu gleichen Teilen schonend köcheln, etwa 20 Minuten lang, vom Sud trinkt man einige Tassen über den Tag verteilt.
Der Säurestarre wird entgegengewirkt, die Schmerzen verschwinden.

Nierentee nach Dr. Müller

Rezept:

Folia Betulae
Hb. Solidaginis
Hb. Hernariae
Fol. Orthosiphonis āā ad 200,0

1 TL/Tasse von dieser Mischung mit kochendem Wasser übergießen, über Nacht ziehen lassen, 3–5 Tassen täglich trinken.

Nierensteintee nach Dr. Müller

Rezept:

Herba Anserinae
Fructus Juniper
Fructus Petroselini
Hb. Hernariae
Rx Taraxaci c. herba .... āā ad 200.0

8–10 Teelöffel mit 1 Liter kochendem Wasser übergießen, 20 Minuten ziehen lassen, 1 Liter Tee innerhalb von 1½ Stunden trinken, viel bewegen, z. B. Seil hüpfen, Treppen gehen.

Schwarze Säftekur nach F. Viehauser

Bitte verwenden Sie möglichst Muttersäfte der Firma Eden oder sonstige hochwertige Säfte, erhältlich im Reformhaus oder Bio-Laden.

MO 2 Gläser schwarzer Johannisbeersaft
DI 1 Glas Holundersaft
MI 2 Gläser Heidelbeersaft
DO 2 Gläser Rote Bete Saft
FR 2 Gläser roter bzw. schwarzer Kirschsaft
SA 2 Gläser roter Traubensaft
SO 1 Glas Ananassaft

Diabetestee nach F. Viehauser

Rezept:

Fruct. Phaseoli sine semine cc.
Cort. Salicis cc.
Cort. Poterii spinosi rad. cc.
Fol. Myrtilli cc.
Herb. Agrimoniae cc.
Rad. Cichorii cc.
Flor. Crataegi tot.
Flor. Arnicae cc.
Flor. Stoechados tot.
Fol. Menthae pip. cc.
Fol. Melissae cc.

M.f. spec. d. s.: 4x je 1 Tasse pro Tag mit einem Teelöffel Zitronensaft trinken. Tee aufkochen und 5 Minuten ziehen lassen, 6 Wochen lang, dann 6 Wochen Pause und wieder von vorne.

Teemischungen bei Schlafstörungen nach HP Harald Krebs

Rezept:

1. Mischung:

Radix Valerianae
Herba Hyperica .... aa 25,0
Strobuli Lupuli
Herba Betonicae
Flores Primulae
Flores Lavendulae
Radix Gei urbani .... aa 10,0

M. f. spec. D.S.: 1 TL auf 1 Tasse als Aufguss, 5 Minuten ziehen lassen und 1 Tasse ½ Stunde vor dem Schlafengehen trinken.

1. Mischung:

Radix Valerianae
Strobuli Lupuli .... aa 25,0

M. f. spec. D.S.: 1 TL auf 1 Tasse als Aufguss, 5 Minuten ziehen lassen und 1 Tasse ½ Stunde vor dem Schlafengehen trinken, 10 Tropfen Passiflora D2 hinzufügen.

Lebertee

Rezept:

Hb. Chelidonii 50,0
Hb. Cardui benedicti 50,0
Rx Taraxaci 50,0
Fl. Stoechados 50,0
Semen cardui mariae ad 300,00

1 TL pro Tasse mit kochendem Wasser übergießen, 3-5 Stunden ziehen lassen, 3 Tassen pro Tag trinken. Am besten lassen Sie diesen Tee auch über Nacht ziehen.

Gelenköl nach F. Viehauser

Rezept:

Oleum Pini. pumil. 30,0
Oleum Rosmarini 10,0
Oleum Spicae 10,0
Oleum Lavendulae Mont Blanc 10,0
Oleum Melissae rectific 20,0
M.d.s.: mehrfach täglich einreiben.

Therapieschema für Vitamin-C Pascoe Infusionen

Therapieschema für Vit.-C Pascoe Infusionen

	1. Woche	2. Woche	3. Woche	4. Woche	5. Woche
MO	250 ml Nacl + 15 g VitC	250 ml Nacl + 15 g VitC	250 ml Nacl + 15 g VitC	250 ml Nacl + 15 g VitC	
DI			Pause		
MI		250 ml Nacl + 15 g VitC	250 ml Nacl + 15 g VitC	250 ml Nacl + 15 g VitC	250 ml Nacl + 15 g VitC
DO			Pause		
FR	250 ml Nacl + 15 g VitC	250 ml Nacl + 15 g VitC	250 ml Nacl + 15 g VitC	250 ml Nacl + 15 g VitC	
SA	Pause	Pause	Pause	Pause	Pause
SO	Pause	Pause	Pause	Pause	Pause

Vitamin C zur Immunmodulation: Vorsorge

Bei entsprechender genetischer Belastung empfiehlt es sich 2x pro Jahr eine Serie von Vitamin C Infusionen 4 Wochen lang 3x pro Woche zu verabreichen. Nach Harald Krebs soll die Dosis in der 1. Woche 200 ml NaCl + 15 g Vitamin C betragen, in der 2. Woche 400 ml NaCl + 30 g Vitamin C, in der 3. und 4. Woche ebenso 400 ml NaCl + 30 g

Vitamin C. Ich habe, wie Harald Krebs empfiehlt, nach jeder Vitamin C Gabe, sobald 15 g überschritten wurden, 1 Amp. Ubichinon comp. i.m. gespritzt. Die Erfolge waren sehr gut.
Bei bestehendem Tumor geht Harald Krebs in der Dosierung von Vitamin C sehr viel höher, damit habe ich selbst keine Erfahrung gesammelt.
Wichtig:
Folgende Erkrankungen stellen eine **Kontraindikation** für eine **Vitamin C Behandlung** dar:
Oxalatsteine, Schilddrüsenbehandlungen und Netzhautblutungen.

Entsäuerungsbad

Heißes Bad 30–40 °C. Der Patient steigt, schon während das Wasser einläuft, in die Wanne. Nach 10 Minuten wird dem Wasser NaH_2CO_3 zugegeben, solange bis mittels Indikatorpapier pH 8 eingestellt ist. Badezeit: 15 Minuten bis 1 Stunde, je nach Kreislaufbelastung. Nach dem Aussteigen wird der pH-Wert des Badewassers gemessen. An dem niedrigeren pH-Wert ist zu ersehen, wie viel Säure ausgeschieden wurde. Wenn Sie den pH-Wert nicht messen wollen, können Sie auch ca. 50 g Natron ins Wasser geben. Diese Bäder werden 2x pro Woche gemacht. Bei ganz starker Übersäuerung können diese auch an 3 aufeinander folgenden Tagen angewandt werden.

Wassertreten – Kneippen

Man füllt die Badewanne mit kaltem Wasser – so kalt wie möglich –, sodass das Wasser bis unter die Knie reicht und schreitet wie im Storchengang, die Fußspitze nach unten gerichtet, solange, bis ein unangenehmer Kältereiz verspürt wird. Das Wasser wird nicht abgetrocknet, höchstens abgestreift und man setzt das Laufen fort.

Der Schenkelguss

Mit einem Schlauch kaltes Wasser über die Beine fließen lassen. Rechts außen am Fuß beginnen und über die Oberschenkelseite zum Becken,

hier 3x kreisen und an der Oberschenkelinnenseite zurück zum Fuß. Dann am linken Bein genauso verfahren.
Bei Blasen- und Nierenerkrankungen Abstand davon nehmen.

Kneipp'sches Augenbad

Man nimmt eine Schüssel, in der man das Gesicht einschließlich der Stirn eintauchen kann. Das Gesicht wird zum Atmen immer wieder aus dem Wasser genommen. Die Anwendung dauert einige Sekunden und kann 2 – 3x wiederholt werden. Die Augen werden im Wasser einige Male geöffnet und wieder geschlossen. Das Wasser soll so kalt wie möglich sein. Warme Augenbäder sind nur dann angezeigt, wenn die Lider bzw. Gerstenkörner oder andere entzündliche Prozesse zu heilen sind.
„Wer die Augenbäder in gehörigen Zwischenräumen nimmt, etwa drei- bis viermal wöchentlich, der wird kaum je etwas mit den Augen zu tun haben und sich seine Sehkraft bis ins hohe Alter bewahren."

Sebastian Kneipp

Kernseifen-Suppositorium

Schneiden Sie von der Kernseife ein Stück ab, bringen Sie es in die Form eines Suppositoriums und glätten Sie die Kanten. Tauchen Sie es in Rescue Remedy Salbe (siehe S. 147). Dann führen Sie es tief in den After ein. Nach ca. 10–20 Minuten erfolgt die Stuhlentleerung. Eine Kernseifen-Suppositorium Anwendung kann 3x pro Tag erfolgen.

Einläufe

Sie füllen ein Gummiklistier mit hauchdünnem Kamillentee, 3 Tropfen Rescue Remedy (siehe S. 147) und 1 Prise Salz. Führen Sie es in den After ein und entleeren Sie es kräftig. Das kann 3x täglich wiederholt werden.

Sanum-Therapie

Die Behandlung mit sanum Arzneimitteln geht auf Prof. Enderlein zurück, er lebte zu Beginn des 20. Jahrhunderts. Er beschrieb, dass im Blut Mikroben existieren – durch die Dunkelfeldmikroskopie sichtbar gemacht –, welche am Immunsystem beteiligt sind und vor allem für die Durchblutung, den Blutfluss verantwortlich sind. Nach Prof. Enderlein ist das Milieu ausschlaggebend, ob ein Organismus Selbstheilungskräfte entwickeln kann, die dann die Krankheit besiegen oder nicht. Ein ausgewogenes Säure-Base Gleichgewicht ist für einen gesunden Organismus unentbehrlich, Schwankungen des pH-Wertes im Blut in den alkalischen Bereich haben im Gewebe eine massive Übersäurerung zur Folge, diese fördert alle Zivilisationskrankheiten wie Rheuma, Diabetes mell., Hypertonie, Parodontose, chron. rez. Infekte usw. Die Ursache für Übersäuerung ist in der Eiweißmast zu suchen, außerdem ist der hohe Zuckerkonsum und der hohe Anteil an Weißmehl dafür verantwortlich. Eiweißreduzierung und Einschränkung von Zucker und Weißmehl tragen viel dazu bei, den gestörten Stoffwechsel wieder in Ordnung zu bringen.

Die **sanum-Therapie** verdient durch ihre Entgiftungsfunktion den Namen Milieu- und Regulationstherapie. Zur Wiederherstellung des intakten Säure-Base-Gleichgewichts und Mobilisierung der Selbstheilungskräfte hat die sanum-Therapie 3 wichtige Arzneien.

Als Erstes möchte ich **alkala „N"** nennen, es handelt sich um ein Basenpräparat, was die Übersäuerung zusammen mit der Ernährungsumstellung ausgleichen soll. Sobald die Ernährung beim Patient dann erfolgreich umgestellt ist, versuche ich alkala „N" abzusetzen. Alkala „N" ist ein Pulver, es ist auch als alkala T (Tabl.) in der Apotheke zu beziehen.

Ein weiteres Mittel gegen die Übersäuerung ist **sanuvis**, welches Acidum L(+)-lacticum in verschiedenen Potenzen beinhaltet. Es sind niedere Potenzen D4 + D6, als mittlere Potenz D12 und auch 2 hohe Potenzen D30 + D200 zur Ausleitung toxischer Milchsäure enthalten. Sanuvis habe ich in meiner Praxistätigkeit häufig eingesetzt, die Fließeigenschaft vom Blut wird verbessert, es wirkt der Alkalose des Blutes entgegen. Sanuvis ist als Tropfen, Tabletten, Salbe und in Ampullenform in Apotheken erhältlich.

Störungen im Säure-Base-Haushalt können auch erfolgreich mit **Citrokehl**, der Zitronensäure, in verschiedenen Potenzen behandelt werden. Es ist für die Zellatmung ein sehr gutes Präparat. Dies ist in Ampullen, Tropfen und Tabl. erhältlich.
Weitere wichtige Arzneien zur Verhütung bzw. Heilung von Krebs sind:
Mucokehl in verschiedenen Verdünnungen als Kapseln, Tabletten, Suppositorien, Ampullen, Tropfen oder Salben in der Apotheke erhältlich. Der Wirkstoff ist Mucor racemosus. Chronische Entzündungen, Präcancerose und chronische Schmerzen werden beeinflusst, vor allem spastischer Art.
Nigersan ebenso als Tropfen, Tabletten, Kapseln, Suppositorien oder in Ampullenform erhältlich. Der Wirkstoff ist Aspergillus niger (Schimmelpilz). Krebse, die aus der tuberkulinen Konstitution entstehen, werden positiv beeinflusst, ebenso Myome, Zysten und Adenome. Das Feuer des tuberkulinischen Miasmas wird abgeschwächt.
Utilin-S D6 – Wirkstoff Mycobacterium phlei D6 – ist in Kapseln, Suppositorien und als Ampullen in der Apotheke erhältlich. Utilin-S D4/D6 wirkt stark immunmodulierend.
Arthrokehlan „U" D6 – Corynebacterium sp. D6 – gibt es als Tropfen und in Ampullenform. Dieses Präparat wird zur anticarcinomatösen Therapie eingesetzt. Es moduliert die Abwehr nachhaltig.

Die Horvi Enzym-Therapie – (HET)

Die Therapie mit Horvi-Präparaten ist eine Enzym-Therapie, entwickelt von Dr. Waldemar Diesing (1902–1992). Ihm gelang die Reinigung bzw. Enteiweißung tierischer Rohgifte von Schlangen, Spinnen, Skorpionen, Kröten und Salamandern.
Der Wirkkomplex im Tiergift macht 15 % aus, der Rest ist Eiweiß und dies macht die Nutzung normalerweise unmöglich. Trotz Enteiweißung blieb der Enzym-Wirkkomplex unangetastet und wird bei der HET (Horvi-Enzym-Therapie) als Naturpräparat ganzheitlich eingesetzt.
Es handelt sich um eine ganzheitliche Therapie auf naturheilkundlicher Basis. Die HET basiert zu 75 % auf echter Heilung durch die

Horvi-Enzyme, enthalten in den Präparaten, und zu 25 % auf Wirkverstärkung durch Anstoßen körpereigener Heilungskräfte.
Die Horvi-Enzym-Therapie kann akut und prophylaktisch eingesetzt werden und ist sehr gut kombinierbar mit anderen Naturheilverfahren und Homöopathie.

Kontraindikationen:

Ich bitte Sie, in folgenden Fällen von der Horvi-Enzym-Therapie Abstand zu nehmen:

Erhalten CA-Patienten monoklonale Antikörper

- der Maus (Herceptin = Mäuseeiweiß),
- Maus/Mensch (Mabthera = Mäuse- u. Humaneiweiß),
- Avastin – AK (Eizelle des chin. Hamsters),
- andere monoklonale AK,

so dürfen keine Horvi-Enzym-Präparate eingesetzt werden. Sie bleiben darunter nicht nur wirkungslos, es besteht zudem das Risiko eines anaphylaktischen Schocks, der allein auf die monoklonalen AK zurückzuführen ist (worauf die Hersteller dieser monoklonalen AK in ihren Nebenwirkungen hinweisen). Selbst nach Absetzen können diese Antikörper bis zu 24 Wochen im Blut bleiben.
Zur Erklärung:
Die Horvi-Enzym-Präparate werden aus enteiweißten tierischen Rohgiften hergestellt (1,8–2 % Resteiweißanteil). Da es sich bei den monoklonalen Antikörpern um Eiweiße handelt, ist es nachvollziehbar, dass man bei der Verabreichung der Horvi-Enzym-Präparate nicht wieder Eiweiß zuführen darf.
Zudem erbrachte Dr. Diesing bei der Entwicklung der Horvi-Enzym-Präparate vor über 70 Jahren bereits den Nachweis, dass die Erfolge bei Krebserkrankungen nicht auf den Eiweißen beruhen.
Wird bei Krebspatienten eine **Chemotherapie wöchentlich** verabreicht, sind die Behandlungsintervalle zwischen den Chemozyklen und der HET zu kurz, um ihr dann noch eine reelle Chance für eine positive Wirkung zu geben.
Bitte berücksichtigen Sie: In folgenden Fällen ist die HET hingegen indiziert, d. h. Krebspatienten sprechen gut auf eine Behandlung an:
Wird eine **Chemotherapie mit den herkömmlichen Zytostatika** eingesetzt, die in **2- bis 3-wöchigen Zyklen** läuft, kann (sollte) eine Horvi-Enzym-Therapie in den Behandlungsintervallen der Chemo

verabreicht werden. Lediglich an den Chemotagen werden die Horvi-Injektionen ausgesetzt.
Da den herkömmlichen Zytostatika jedoch immer wieder monoklonale Antikörper beigemischt werden, sollte in solchen Fällen keine Horvi-Enzym-Therapie eingesetzt werden.
Auch zu Bestrahlungen kann (sollte) eine Horvi-Enzym-Therapie parallel laufen!

Die Bachblüten-Therapie

Bachblüten sind sowohl zur Vorbeugung als auch zur Behandlung von Krankheiten geeignet. Die Bachblütentherapie geht auf Dr. Bach zurück, der von 1886–1936 lebte. Es ist eine sehr milde, nebenwirkungsfreie Behandlung. Sie erfasst psychische und körperlich Störungen, welche meist zusammenhängen. Dr. Bach erkannte, das körperliche Symptome ihre Wurzeln stets in psychischem Störungen haben; die körperliche Erkrankung ist nur Folge von seelischen Verletzungen.
Es gibt 38 Bach-Mittel, von denen jede auf bestimmte psychische Merkmale passt, auf individuelle Charaktereigenschaften. Die körperlichen Beschwerden sind nur Folgezustände. 36 Bach-Mittel werden aus Blüten hergestellt, deshalb spricht man allgemein von Bachblüten, 2 Mittel werden nicht aus Blüten sondern von Knospen und einem Wasser aus einer Heilquelle hergestellt. Es handelt sich um Chestnut Bud und Rock Water.
Diese Bachblütentherapie lässt sich sehr gut mit anderen Naturheilverfahren, auch mit der Homöopathie, kombinieren. Als alleinige Behandlungsmethode ist die Bachblütentherapie besonders zur Vorbeugung von Krankheiten geeignet.

Bach-Blüten Rescue Tropfen – Eine kleine Wunderwaffe

Bei allen Ausnahmesituationen – bei Schmerzen, Krämpfen, Erschöpfung jeder Art, Kreislaufbeschwerden, Ohnmacht, Stress, Panikattacken, Angstzuständen, Überarbeitung, Übernächtigung, Schreck, Unfall, Wunden, Aufregung, völligem Durchdrehen – nehmen Sie 2–3 Tropfen im Abstand von 5–10 Minuten auf die Zunge (bei Ohnmacht können die Tropfen auch auf die Lippen geträufelt werden), solange bis Besserung eintritt, dann eventuell nochmals 2–3x pro Tag.

Hält die Belastung über mehrere Tage an, dann lassen Sie für einige Tage alle 1–2 Stunden 2 Tropfen auf der Zunge zerschmelzen.

Bei Wunden können Sie die Tropfen um die Wunde einreiben oder besser die Rescue Salbe verwenden.

Bei Prellungen werden die Tropfen eingerieben, bei Insektenstichen, Zeckenbissen u. ä. können die Tropfen sowie die Salbe Anwendung finden.

Säuglingen können Sie 2 Tropfen Rescue ins Badewasser geben.

Tiere können die Rescue Tropfen von der Hand abschlecken oder im Trinkwasser zu sich nehmen.

Sie können auch die Wasserglasmethode zur Anwendung bringen:

In ein Glas Wasser (abgekochtes bzw. stilles Wasser oder besser Quellwasser) geben Sie 4 Tropfen Rescue (keinen Metalllöffel verwenden!) und trinken alle 5–10 Minuten einen Schluck, den Sie mindestens 1 Minute im Mund lassen, bevor Sie ihn schlucken. Wenn Besserung eintritt, dann trinken Sie den Rest des Glases über den Tag verteilt.

Sie können auch Umschläge damit machen, z. B. bei Schmerzen, Prellungen, Krämpfen, Blutergüssen usw.

Bei Schmerzen können Sie die Bachblüte Agrimony im Verhältnis 5:1 zu den Rescue Remedy Tropfen geben, diese Mischung hilft bei Schmerzen besonders gut; wenn dabei ein psychischer Ausnahmezustand auffällt, dann geben Sie noch 1 ml Sweet Chestnut dazu, das Kind wird ruhiger, hört auf zu weinen.

z. B. Rp.
Rescue Remedy Tropfen 5 ml
\+ Agrimony 1 ml ad 6 ml
\+ eventuell Sweet Chestnut 1 ml ad 7 ml

Sie können damit Einreibungen vornehmen oder Umschläge machen. Die Menge der Tropfen muss natürlich erhöht werden, je nachdem wie großflächig der Schmerzbezirk ist.

Es besteht auch die Möglichkeit, eine Einnahmeflasche herzustellen: Ein 30 ml Arzneifläschchen mit einer Gummitropfpipette aus der Apotheke zu ⅔ mit abgekochtem oder stillem Wasser und mit ⅓

Schnaps (Himbeergeist o. ä. oder mediz. Alkohol innerlich) füllen, 6 Tropfen Rescue dazu geben und verschließen.
Von dieser Mischung werden zu Beginn 2–3x 4 Tropfen alle 10 Minuten auf die Zunge gegeben, später seltener (3–4x/Tag).

Liste der Bach-Blüten und ihre Bezifferung

1	Agrimony	Gemeiner Odermennig
2	Aspen	Espe / Zitterpappel
3	Beech	Rotbuche
4	Centaury	Tausendgüldenkraut
5	Cerato	Bleiwurz
6	Cherry Plum	Kirschpflaume
7	Chestnut Bud	Rosskastanienknospe
8	Chicory	Wegwarte
9	Clematis	Gewöhnliche Waldrebe
10	Crab Apple	Holzapfel
11	Elm	Englische Ulme
12	Gentian	Herbstenzian
13	Gorse	Stechginster
14	Heather	Schottisches Heidekraut
15	Holly	Europäische Stechpalme
16	Honeysuckle	Geißblatt
17	Hornbeam	Hainbuche
18	Impatiens	Springkraut
19	Larch	Europäische Lärche
20	Mimulus	Gefleckte Gauklerblume
21	Mustard	Ackersenf
22	Oak	Eiche
23	Olive	Ölbaum
24	Pine	Schottische Kiefer
25	Red Chestnut	Rote Kastanie
26	Rock Rose	Gelbes Sonnenröschen
27	Rock Water	Fels-Quellwasser

28	Scleranthus	einjähriger Knäuel
29	Star of Bethlehem	Doldiger Milchstern
30	Sweet Chestnut	Esskastanie / Edelkastanie
31	Vervain	Eisenkraut
32	Vine	Weinrebe
33	Walnut	Walnuss
34	Water Violet	Wasserfeder
35	White Chestnut	Weißblühende Rosskastanie
36	Wild Oat	Waldtrespe
37	Wild Rose	Hecken-Rose
38	Willow	Gelbe Weide
39	Rescue Remedy	Notfalltropfen

Eigenblut-Behandlung

Herstellung des aktivierten Eigenblutes mit dem Hämaktivator nach Dr. med. V. Höveler:

a) 1 ml Aqua bidest (Ampuwa®Ampullen) aufziehen

b) mit dieser Spritze 2 ml Blut aus der Vene entnehmen

c) diese Mischung in ein steriles Becherglas, gefüllt mit 20 ml physiologischer Kochsalzlösung, geben

d) 0,5 ml Wasserstoffsuperoxyd zugeben

e) das Becherglas wird nach leichter Handverschüttelung in den Hämaktivator eingesetzt

f) beide Platin-Elektroden werden ausgeglüht und in die Blut-Salz-Lösung eingetaucht.

Diese Beschreibung ist aus dem Buch „Eigenbluttherapie" von Harald Krebs, 4. Auflage, entnommen.
Der Heilpraktiker Harald Krebs war mein Lehrer.

Anschriften und Bezugsquellen

Holomed
Bakterienpräparate,
Sanum-Präparate
Niederlande
Telefon 0031-541-292975
Fax 0031-541-292965
Sanum-Kehlbeck
GmbH & Co. KG
Sanum-Präparate Deutschland
Postfach
D-27316 Hoya
Telefon 04251-93520
Deutsches Service Büro
Horvi-Enzym-Präparate
Telefon 06835-50040
Fax 06835-500444
Medizinischer Beratungsservice
Telefon 08856-1254
MO – DO 9 – 12 Uhr
DHU – Deutsche Homöopathische Union
Einzelmittelhomöopathie
Pentarkane (Ptk)
Telefon 0721-409301
Fax 0721-4093113
vitOrgan
`https://vitorgan-shop.de/`
Phönix Laboratorium
spagyrisch-homöopathische Liquida
Telefon 07457-956060
Biologische Heilmittel Heel GmbH
Antihomotoxische Therapie (Heel)
Postfach 100349
76484 Baden-Baden
Telefon 07221-501111
Bach-Blüten in allen **Apotheken**
– Mischungen über Heilpraktiker-Rezept
– Stock Bottles über ärztliches Rezept
Madaus
Oligoplex-Präparate (Olplx)
Telefon 0221-89980
Fax 0221-8998701
Praxis Dr. Schöbe
Frischextracte, Beratung
Baden-Baden
Telefon 07221-38017
Fax 07221-38144
Kastner, Rastatt
Ozonöl, Laborbedarf
Telefon 07222-53005

Quellen

1. Prof. Dr. Christoph M. Bamberger: Besser leben, länger leben
2. Ulla Rahn-Huber: Das Geheimnis der Hundertjährigen von Sardinien
3. Dr. med. Franziska Rubin: Meine besten Gesundheits-Tipps fürs Älterwerden
4. Harald Krebs: Eigenbluttherapie
5. Dr. med. Götz Blome: Heile dein Kind an Körper und Seele
6. Dr. med. Götz Blome: Das praktische Handbuch zur Bachblütentherapie
7. Maria M. Kettenring: Hausapotheke Ätherische Öle, Joy Verlag
8. Norbert Enders: Bewährte Anwendung der homöopathischen Arznei, 2. erweiterte Auflage
9. Dr. Yann Rougier und Marie Borrel: Natürliche Schmerzmittel
10. Bernadette Bächle-Helde / Ursel Bühring: Heilsame Wickel und Auflagen aus Heilpflanzen, Verlag Quark und Co.
11. Dr. Prafull Vijayakar: Die Theorie der Unterdrückung
12. Dr. Friedrich P. Graf: Konzept der Gesunderhaltung, sprangsrade Verlag
13. Dr. Friedrich P. Graf: Nicht impfen – Was dann?, sprangsrade Verlag
14. Dr. Friedrich P. Graf: Die Impfentscheidung, sprangsrade Verlag
15. Tinus Smits: Das Impfschaden-Syndrom, Narayana Verlag
16. Susanne Franzen/Jörg Müller: Hypnose – heilen in Trance, Ein Selbsthilfeprogramm
17. Dr. Siegfried Block: Frisch durch Frischzellen – alt werden, jung bleiben, R. S. Schulz
18. Horvi Enzy Med: Ganzheitlich behandeln mit der Horvi-Enzym-Therapie
19. Ian White: Australische Busch-Blüten-Essenzen
20. Beate Helm: Blüten-Essenzen und Bewußtseinsarbeit
21. Dietmar Krämer: Neue Therapien mit Bach-Blüten 1, Ansata Verlag
22. Hildegard Kreiter/Helene Roschatt: Kursbuch Kneipp
23. Sebastian Kneipp: Meine Wasserkur